発達が気になる幼児が療育センターを受診するとき

子どもの育ちと発達のみかた・かかわりかた

宮地 泰士 著

金子書房

はじめに

　まずは本書を手に取っていただき，本当にありがとうございます。

　本書を手に取っていただいたということは，発達障害に関心のある方でしょうか。あるいは幼児期の発達支援に関心のある方でしょうか。それとも療育や療育センターに関心のある方なのでしょうか。本書はそのような皆様にお届けしたい内容をまとめた一冊です。

　昔に比べ発達障害に関する情報はたくさん得られるようになりましたが，いまなお「発達障害は難しい」という声をよく聞きます。本書では，それぞれの特性や支援ポイントについて，筆者の臨床経験をもとに，できるだけ具体的で実践的な情報をお伝えすることを重視しました。

　また，特に幼児期の子は色々な意味で大人とは異なり，幼児ならではの発達診察の特殊性があります。本書では幼児の特徴や幼児期ならではの注意点などについてもお伝えしたいと思います。

　さらに，「名作から学ぶ発達障害児支援のヒント」と題したコラムも用意しました。私たちがよく知っている名作には，発達障害児支援にも通じる教訓がたくさんあります。各章の内容に合わせて，それらの名作をご紹介していこうと思います。

　そして，発達が気になる幼児の場合，療育を受けるように勧められたり療育センターやそれに類する施設を紹介されたりすることがよくあります。しかし，療育とは何か，療育センターとはどのようなところなのかについてよくわからないと言う方も少なくありません。本書では，各章の解説と並行して４人の幼児たちが療育センターを受診する物語が挿入されています。あくまで創作の物語ですが，彼らと一緒に療育センターへの受診を体験してみてください。

　なお，本書で用いる診断名は，米国精神医学会が作成した国際的診断基準で，現在日本の臨床現場で用いられることの多い*Diagnostic and Statistical Manual of Mental Disorders* 第5版（DSM-5 精神疾患の診断・

i

統計マニュアル）に準拠しています。DSM-5では発達障害は神経発達症
と名称を変え整理されていますが，本書では一般の方になじみがある発達障
害という名称を使用させていただいています。

　いずれにしても，本書が子どもの発達に関わる皆様にとって少しでもお役
に立てるのであれば，このうえない慶びです。

目次

はじめに ……………………………………………………………………………… i

第I章 受診にあたって 1

1. 発達障害とは何か ……………………………………………………… 1
2. 療育センターとはどのようなところなのか ……………… 6
3. 療育センターを受診するきっかけ ………………………… 8
4. 初診の準備 ……………………………………………………………… 15

名作から学ぶ発達障害児支援のヒント
1 『キツネとツル』から学ぶ"発達障害児支援の考え方" ……………… 17

ケースレポート　それぞれの受診のきっかけ ……………………… 18

第II章 初診 24

1. 予診 ……………………………………………………………………… 24
2. 知能発達検査 ………………………………………………………… 25
3. 医学的検査 ……………………………………………………………… 30
4. 診察 ……………………………………………………………………… 31
5. 診断 ……………………………………………………………………… 34

名作から学ぶ発達障害児支援のヒント
2 『みにくいアヒルの子』から学ぶ"保護者への支援の心得" …………… 41

ケースレポート　それぞれの検査や診察室の様子 ……………… 42

iii

第III章 主な発達障害（神経発達症） 47

1. 知的発達症（IDD）·· 47
2. 自閉スペクトラム症（ASD）·· 52
3. 言語症··· 67
4. 注意欠如多動症（ADHD）··· 73
5. 限局性学習症（SLD）·· 78
6. 発達性協調運動症（DCD）·· 85

第IV章 その他の神経発達症や関連問題 92

1. 語音症··· 92
2. 吃音症··· 96
3. チック症·· 99
4. 不安症群（分離不安症，選択性緘黙，不安症）····· 101
5. 児童虐待，マルトリートメント·································· 107

名作から学ぶ発達障害児支援のヒント
3 『手袋を買いに』から学ぶ"小児期の体験の大切さ"···················· 113

ケースレポート それぞれの診断································ 114

第 V 章　幼児期によくある相談　119

① 言葉の遅れ……………………………………………………… 119
② 教示理解の困難………………………………………………… 124
③ 多動傾向………………………………………………………… 129
④ 癇癪……………………………………………………………… 132
⑤ 生活習慣に関する諸問題
　（偏食，排泄自立，睡眠リズム）……………………………… 136
⑥ 就学先（進路）選び…………………………………………… 143

名作から学ぶ発達障害児支援のヒント
4『アンパンマン』から学ぶ
"その子の立場にたって問題を解決することの大切さ"………… 147

ケースレポート それぞれの方針……………………………… 148

第 VI 章　療育センターで行っている支援（狭義の療育）　153

① 療育グループ活動と通園事業………………………………… 153
② リハビリテーション／ハビリテーション
　（ST, PT, OT）…………………………………………………… 155
③ 地域連携と情報提供…………………………………………… 158
④ ペアレント・トレーニング…………………………………… 160
⑤ 薬物療法………………………………………………………… 168

名作から学ぶ発達障害児支援のヒント
5『わらしべ長者』から学ぶ"スモールステップの大切さ"……… 171

ケースレポート それぞれのその後…………………………… 172

第VII章 社会の変化と子どもの発達　177

名作から学ぶ発達障害児支援のヒント
6　『アナと雪の女王』から学ぶ"自分らしく共生できる社会"……………184

ケースレポート　あるスーパーにて………………………………………185

主な参考文献……………………………………………………………………188
おわりに…………………………………………………………………………192

第 I 章

受診にあたって

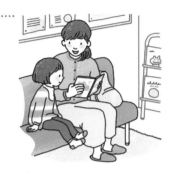

　全国各地に療育センターと呼ばれる施設がありますが,「療育って何だろう？」「療育センターってどのようなところだろう？」と思っている人はたくさんいるのではないでしょうか。この章では,まず発達障害とは何かを説明した後に,療育とは何か,療育センターとはどのようなところなのかについて説明します。また,療育センターに受診するとき,あるいは誰かに療育センターへの受診を勧めるときに,心に留めておいてほしいことをお話ししたいと思います。

1　発達障害とは何か

(1) 発達障害の定義

　発達障害の定義については様々なものがありますが,重要なポイントをまとめると,**①生まれつきみられる脳の働きの違いによる人の多様性のひとつであり,②行動や認知（物事のとらえ方や考え方）および情緒等の特徴や傾向が特異的（社会の中では少数派）であるため,③それによって日常生活や社会生活に支障を生じる状態**であると言えるでしょう。ただし,**④その人の特性に応じた工夫によって生活の困難を軽減することができ,安定した生活を送ったりその人が本来持っている力を発揮したりしやすくなる**ということも強調して補足するべき事柄であると思います。

(2) 人の心理・行動・発達の経過

　人の心理・行動・発達に影響を与えるものとして,**①生まれ持った個人的**

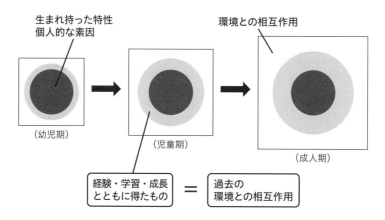

図Ⅰ-1 人の心理・行動・発達と環境
宮地泰士（2023）療育現場から見た現代の子どもの育ちと発達．『小児の精神と神経』Vol.63(1)，p.17-24をもとに作成

な素因，②経験・学習・成長によって得たもの，③環境との相互作用の3つの因子が非常に重要であると考えられます（図Ⅰ-1）。

　ただし，幼少期には経験・学習・成長によって得るものがまだ少ないため，幼少期の心理・行動・発達の特性は，その子が生まれ持った個人的な素因の影響を最も強く受けていると言えます。発達障害は生まれ持った個人的な素因のひとつですので，その診断において幼少期の様子は非常に重要な情報となります。そして，生まれ持った個人的な素因はその人の核であり"その人らしさ"でもあります。

　しかし，人は積み重なった経験や学習による影響を受けながら，成長とともに大きく変化していきます。つまり，発達障害のある子もその後の経験や学習によって将来の姿や生活は大きく変わっていき，場合によっては幼少期に目立っていた特徴や傾向が目立たなくなることもあります。

　さらに，人は置かれた環境によって心理や行動が左右されます。発達障害のある子も，その子の生活環境を最適な状態に整えたりその子に適した進路選択をしたりすることで，安定した生活を送り本来の力が十分発揮できるようになることが期待できます。付け加えるならば，経験・学習・成長ととも

に得たものとは，過去の環境との相互作用によるものでしょう。

　だからこそ私たちは，**子どもの生まれ持った個人的な素因を早めに把握し，それに適した養育・教育と，その子にとってよりよい環境整備や進路選択をしていくこと**が，子どもの発達支援においては大切であると思います。

(3) 障害に対する考え方と支援のありかた

　そもそも"障害"とはどのようなものを言うのでしょうか。1980年代では，障害とは病気や怪我など何らかの理由によって人の身体に機能・形態異常が生じ，それによる能力の問題が生活や社会参加の制限を受け社会的不利益（障壁）となるものと捉えられてきました。だから，障害は補助するものであると同時に治すべきものと考えられていたと言えます。しかし，2000年代に入り，人が生活や社会参加の制限を受け社会的不利益（障壁）となる原因は，その人の機能・形態異常や能力の問題といった個人の特性だけのものではな

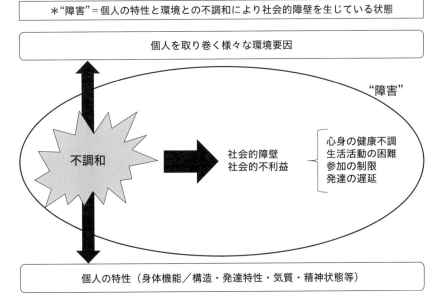

図I-2　現代の"障害"の考え方

く，それとその人を取り巻く環境条件との間に不調和が生じることによると考えられるようになったのです（図Ⅰ-2）。

　例えば，近視や遠視の人は眼鏡やコンタクトレンズといった道具がないと生活が不自由で様々な活動に支障が生じます。しかし，実際には眼鏡などが普通にあり，それらをつける人が世の中にたくさんいて，周囲の人たちも違和感なく受け入れていることで，個人の特性（近視や遠視）に伴う困難がかなり解消されていると言えます。ところが，人が持つ様々な特性の中には社会的に少数派であったり，多くの工夫や配慮（支援）が必要であったり，そうした支援が十分整備されていなかったりするものもあります。そして，そのようなことによって社会的不利益が生じたり生活に支障が生じたりすることこそが障害の本質なのです。

　重要なのは**障害の本質は個人の中に存在するのではなく，個人と環境との間に存在する**のだということです。このように考えると，**障害の真の支援と**

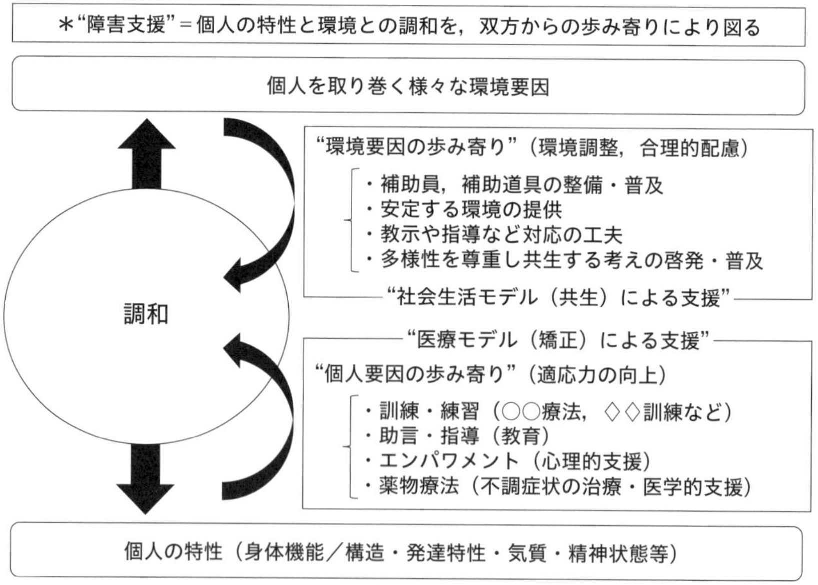

図Ⅰ-3　現代の"障害支援"の考え方

は個人因子と環境因子の調和を図ることであり，そのためには個人因子の改善とともに環境因子の改善も求められなければならないということになります（図Ⅰ-3）。

　発達障害児支援における個人因子の改善とは，社会への適応能力を向上するために助言や教育的指導あるいはトレーニングや投薬などを行うことで，このような支援を"**医療モデルによる支援**"と呼びます。一方，環境因子の改善とは，補助具や補助員の配置を行ったり，わかりやすい対応の工夫や安定しやすい環境の調整を行ったりすることにより，発達障害のある子たちが皆とともに安心して過ごせる社会の構築を目指すもので，このような支援を"**社会生活モデルによる支援**"と呼びます。いわば，**医療モデルによる支援は"矯正による支援"**であり，**社会生活モデルによる支援は"共生による支援"**と言えます。

　「障害は治すべきもの」として捉えられていた昔は，発達障害に対しても医療モデルによる支援に比重がかかっていたと思われます。しかし，そのような考え方が行き過ぎると"矯正"が"強制"に変わり，個人の特性（その人らしさ）を否定してしまい，当事者自身の自尊心を低下させたり画一的で排他的な社会になってしまったりするおそれもあります。また，問題解決を個人の努力だけに求め周囲の人たちや環境が何も変わらないままだと，解決が遠のいてしまうばかりか孤立した個人の心理状況を悪化させ，新たな問題を発生させるリスクにもなってしまいます。つまり，個人因子と環境因子の調和を図るためにはどちらか一方の努力のみではダメで，双方の"歩み寄り"が大切であるというわけです。言い換えれば，**発達障害児支援は医療モデルによる支援だけではダメで社会生活モデルとの両立が必要不可欠**なのです。

- 障害の本質は個人と環境との間に存在する
- 発達障害児支援は医療モデルによる支援（矯正）と社会生活モデルによる支援（共生）の両立が必要不可欠

② 療育センターとはどのようなところなのか

（1）療育とは何か

　"療育"という言葉は，もとは肢体不自由のある子の社会的自立を目指した"医療"と"教育"の両立を意味する造語ですが，現在では身体的な障害だけでなく発達障害にも対象を広げて使われています。もう少し詳しく言うならば，**医療や心理療法などの"療"と，教育，保育，子育てなどの"育"を両立し，子どもの育ちと生活を支援する福祉的行為**と言えるでしょう。なお，こども家庭庁では"児童発達支援"を「障害のある子どもに対し，身体的・精神的機能の適正な発達を促し，日常生活および社会生活を円滑に営めるようにするために行う，それぞれの障害の特性に応じた福祉的・心理的・教育的・医療的な援助」と定義していますが，"療育"と同義語と考えてよいと思います。

　そして，療育センターはその児童発達支援を行う施設（事業所）のひとつです。また，療育センターは地域の中核的な児童発達支援施設（児童福祉法で定める児童発達支援センター）として，他の児童発達支援事業所との連携やより専門的な支援を行う役割も担っています。

　しかし，ときどき"療育"は"治療"と混同されることがあります。つまり，療育とは発達障害を治療することだと思われているということです。確かに療育センターでは，医師が診療を行ったり様々な訓練や心理教育的プログラムを実施したりすることもあります。そのような医療モデルによる支援を狭義の意味で「療育」と呼ぶことがありますが，それは療育全体のほんのごく一部でしかありません。

　子どもの発達はいくつもの要素が積み重なり段階的に進んでいくものです。そのため，土台となる発達の要素が出そろい整うのを待たないといけないことも少なくありません。子育てにおいては"待つ"ということが大切であると言われますが，特に発達障害のある子の養育や教育においても焦りは禁物です。土台ができあがっていないのに無理にその先にあるものを求めたり練習させたりすることは，全体のバランスを歪めたり子ども自身の拒否や抵抗

が強くなり，かえって進みを滞らせてしまったりすることもあります。そのため，療育センターに受診するとすぐに治療のようなこと（医療モデルによる支援）が開始されるわけではなく，**子どもの育ちの環境を整えて（社会生活モデルによる支援），まずは子どもの成長発達の経過を見守る**ことも少なくありません。

　子どもの育ちの主な現場は家庭であり幼稚園・保育園や学校でもあります。したがって発達障害児療育においては，子どもが多くの時間を過ごしている家庭や幼稚園・保育園といった子どもの日常生活や社会生活そのものが，その子の成長発達にとって最適な状態になっていくことが非常に大切です。そして，それを目指すのが社会生活モデルによる支援なのです。社会生活モデルによる支援では，例えば"言葉の遅れ"を認める子がいた場合に，その子が言葉を話せるようになることばかりではなく，言葉の遅れがあっても皆と仲良く安心して生活できるようにすることも重視します。そのため，療育センターではそれぞれの現場にいる養育者や指導者が子どもの特性を理解し，それに合った対応をしていくための助言をしたり必要な情報を提供したりして，その子の生活そのものを支援します。

　児童発達支援の定義どおり発達障害児療育とは，医療だけでなく教育，保育，心理，福祉などの多種職さらには保護者をはじめ**子どもに関わるすべての人が協働して，発達障害のある子の生活や成長・発達を支える社会的な行為**なのです。そして，療育センターはその一端を担いながら，**社会全体で行う子育てが円滑になるように調整する，黒子のような役割**も演じる施設だと言えるでしょう。

- 療育センターでは，子どもの特性に応じて，その子の生活そのものを支援する
- 療育センターは，支援者や保護者をはじめ，社会全体で子育てを円滑に進めるための"調整役"

（2）療育センターは様々なタイプがある

　さて，療育センターは児童発達支援事業を行う福祉施設ですが，その規模や機能は様々です。医療関係者が勤務していたり病院のような検査や治療の機能を持っていたりするところもありますし，そうでないところもあります。対象が就学前までのところもあれば学齢期以降も対象にしているところもあります。実施できる検査や訓練の種類も施設によって異なります。このように，療育センターは施設ごとに機能や規模が異なるため，もしお近くの療育センターに受診したり誰かに紹介したりする際には，そこがどのような施設なのかを事前に知っておく必要があると思います。

　療育センターには，昔から脳性まひや神経筋肉疾患等でリハビリを目的に受診する肢体不自由のある子の受診も多いです。しかし，最近では訪問リハビリや在宅訓練が普及したり小規模であってもより近い場所に発達支援事業所ができたりしたため，そのような子の受診が減少している地域もあると思います。一方，全国的に受診が増加しているのは発達障害あるいはその可能性がある子です。筆者が勤務する療育センターでも，相談件数は年々増加の一途をたどっており，最近の新規受診件数は20年前に比べるとおよそ3倍に増加し年間600件を超える状況が続いていますが，そのほとんどが発達障害に関する相談です。

　そして，新規相談件数が増えるということは，その後の支援や再診の件数も増加していくことを意味します。全国的に療育センターでは，つねに施設の機能はフル稼働で飽和状態となってしまい，新規相談の受診に待機が出ているところも少なくありません。

③　療育センターを受診するきっかけ

（1）乳幼児健診からの紹介

　発達が気になる幼児が療育センターを受診するまでには様々な経路がありますが，保健所・保健センターから乳幼児健診をきっかけに療育センターを紹介されるケースが最も多いと思います。

受診にあたって ● 第Ⅰ章

　日本は乳幼児健診がしっかり整備された国ですので，発達の遅れや発達障害が心配される子を乳幼児健診で発見し，支援（療育センター）につなぐシステムが構築されています。特に1歳6か月健診や3歳健診では運動発達や言語発達の状態を診ることが多いので，この年代で受診する子の相談内容はそのような発達の遅れであることが多いです。

　乳幼児期の運動および言語や対人相互交流（社会性）の発達については，「このくらいの時期にこのようなことができる子が多くなる」といったおおよその目安のようなものがあります（表Ⅰ-1，表Ⅰ-2）。乳幼児健診ではこのような発達の目安を参考にしながら診察を行います。

　なお，在胎週数が37週未満で出生した，いわゆる早産の子の場合は，本来出生するはずだった時期（出産予定日）よりも早く生まれているため，実年齢から早く生まれた分の月日を引いて，予定日どおりに出生した場合の現

表Ⅰ-1　運動機能の発達（粗大運動，微細運動）

月齢	粗大運動	微細運動
3か月		
4か月	頸が座る	ガラガラを握って振る
5か月		近くの物に手を伸ばす，手全体で物をつかむ
6か月	寝返り	物を持ち替える
7か月	座位	拇指（おやゆび）と手掌で物をつかむ
8か月	ハイハイ　ずり這い	両手で玩具をいじる
9か月	高這い	
10か月	つかまり立ち	
11か月	つたい歩き	
12か月	独り立ち	拇指（おやゆび）と他の指で物をつまむ
14か月	独歩（歩行）	めちゃめちゃ描き，ドアの開閉
		ビンなどから物を出し入れする
18か月	転ばず上手に歩行	積み木を2～3個積む
24か月	走行	積み木を5～6個積む
30か月	両脚ジャンプ	スプーンを使って食事ができる
36か月	交互に階段上り	ピースサイン（じゃんけんのチョキ）ができる
		○の模写ができる
48か月	片脚ジャンプ	ハサミで直線に沿って紙を切る
60か月	片脚立ち（5秒以上）	△の模写ができる，箸が使える
72か月		稚拙ながらも文字が書ける

9

表I-2 対人相互反応と言語の発達

月齢	対人相互反応	言語表出・構音（発音）	言語理解
2か月	追視		
4か月	あやし笑い	クーイング	
6か月	呼名反応		
	抱っこされるとき身を乗り出す		
	イナイイナイバーを喜ぶ		
8か月	人見知り	喃語	
9か月	動作模倣		
	後追い	ジャルゴン	
12か月	禁止や頂戴に応じる（反応）		禁止の理解
			簡単な指示の理解
	指差しによる対人交流	有意語の出現	
18か月		有意語が増加	
24か月	場面に応じた（習慣的）行動	二語文	
	並行遊び		身体各部がわかる
36か月	ごっこ遊び		
48か月	集団行動・集団活動参加	年齢，名前が言える	原色がわかる
60か月		同年同士で会話が可能	右左がわかる
			しりとりができる
72か月		様々な発音が可能	

在の年齢（修正年齢）でその子の発達を評価することもあります。例えば予定日より1か月早く生まれてしまった子は，実年齢よりも1か月若い年齢が修正年齢となり，その修正年齢に相応した発達をしているのかどうかを診ます。このような，予定日と実際に出生した時期との差は，年齢が上がるとそれほど大きな差にはならないため考慮されなくなりますが，乳幼児期はこの影響が無視できないこともあるので注意が必要です。

　また，特に幼い子の場合は個人差も大きく一回の健診ではわからないこともあるので，健診で気になった子については保健師が電話や家庭訪問などでその後の様子を確認することもあります。

　現在，わが国の乳幼児健診は，1歳6か月健診（満1歳6か月～満2歳）と3歳健診（満3歳～満4歳）がどの自治体（地域）でも行われていますが，それ以外の時期については実施状況が地域によって異なります。生後3～4か月にも乳児健診を実施している地域は多いですが，生後6～7か月，

生後9〜10か月，生後12か月（1歳），5歳の時期に健診を行っている場合もあります。なお，子どもが生まれた病院などで生後2週目や生後1か月のときに健診を行う場合もあります。さらに，令和6（2024）年からこども家庭庁は，1か月児健診と5歳児健診を全国に普及させて，日本における乳幼児健診をさらに充実させる方針を固めました。特に5歳児健診は発達障害の特性を持つ子を就学前に発見し，早期支援や学校との連携を開始することを重要な目的のひとつとしています。

　いずれにしても乳幼児健診では，①子どもが元気に成長・発達しているかどうかの把握，②疾患や障害の可能性のある子への早期対応，③保護者の育児相談や生活相談，④保護者への育児や子どもの成長・発達に関する情報提供，⑤地域全体の子どもやその保護者の心身の健康状態把握を目的としています。保護者の中には不安や緊張を感じる方もいるかもしれませんが，**乳幼児健診は子どもや育児の合否判定ではなく，子育てを保護者や家族だけが抱え込まず，保健所または保健センターを中心とした社会全体で協力して行っていくためのものである**とご理解いただけるとよいと思います。

（2）幼稚園・保育園からの紹介

　近年では，幼稚園・保育園から療育センター受診を勧められるケースが増加しています。この理由には，園の先生の発達障害に対する意識が高まり，発達が気になる子がいると保護者に療育センターへの受診を積極的に勧めるようになったこともあります。それに加えて，幼稚園・保育園は家庭よりも，その子の発達の遅れや行動の特徴を発見しやすいからなのだろうと思います。最近では両親ともに遅くまで働いていて，幼稚園・保育園で過ごす時間のほうが家庭より長い子も少なくありません。また，周りが子どもに合わせ，子どもを中心とした生活ができる家庭（親子関係）と違って，幼稚園・保育園では子どもに集団の一員としての態度や行動が求められます。つまり，家庭以上に規律を守る従順さや周りに合わせ自分を抑える力が求められるように思います。さらに同年他児との比較もしやすいため，個別の配慮や工夫が必要な子を発見する感度が高くなるのではないかと思います。

幼稚園・保育園から紹介されて受診する場合の相談内容としては，一斉指示理解の困難，多動傾向，不安が強かったりなかなか泣き止まなかったりするなど集団生活（活動）の進行に支障を生じ個別対応が必要と思われる子や，癇癪（かんしゃく）や他害行動といった対人交流における問題が多いです。

保護者の気づきや受診に至る気持ちの支援

●保護者の"気づき"の支援

　以前から乳幼児健診においては，子どもの発達障害の可能性について保護者よりも先に健診を行う専門家が気づいてしまうという問題が取り上げられることがあります。

　一般の保護者は必ずしも発達障害について詳しいわけではなく，発達障害という言葉を知っていても自分たちと関係があるとは考えていない方も少なくありません。特に幼い子を持った保護者は，子どもに翻弄させられたり苦労したりしていても，それは子どもが幼いゆえに仕方がないと割り切っていたり，成長を期待して焦らず見守っていたりして，深刻な悩みや困難感を感じていないこともあります。しかし，そのような保護者が子どもに発達障害の可能性があると指摘されたら，にわかには信じられず大変ショックを受けたり，大切な子どものみならずこれまで頑張ってきた自分の子育て（親心）も批判されたような気持ちになってしまったりするかもしれません。また，普段から忙しく毎日の生活を精一杯頑張っている保護者にとっては，これまでの仕事や生活のリズムを大きく狂わせる大事件と捉え，気持ちの整理が必要になることもあるでしょう。

　すでに子どもの発達や行動に何らかの問題意識（心配や困り感）を持っていて，その問題解決に前向きな保護者の場合は，療育センターや病院などの専門機関への受診を勧めるのは比較的スムーズだと思います。しかし，問題意識が非常に少なかったり子どもが発達障害である可能性を否定したいと思っていたりする場合は，まずは保護者自身が冷静に子どもの状況を理解できるように，丁寧に関わり話し合っていくことも大切になります。保護者自身が受診の理由や目的を理解していなかったり，拒否や抵抗感が強いまま"受診させられた"状態であったりすると，その後の展開が難渋することからも，このような保護者の"気づき"の支援や受診の動機づけは大変重要であると

思います。

　また，幼児の場合，まだ経験が不足していたり成長に伴う変化も大きい時期であったりもしますので，生活や関わりを工夫して成長の変化が認められるかどうかを確かめる必要もあります。例えば，1歳6か月健診のときには歩行や発語が不確かだった子が，翌月には歩き始めたり言葉が伸び始めたりすることもありうるのです。

　逆に，近年では様々な情報を得ることができますが，ときにはかえって子どもの発達に対する不安や，情報どおりにいかない育児（子ども）に困難感を強く感じてしまう保護者もいます。

　そのようなことから保健所・保健センターでは，健診で発達が気になる子がいた場合や保護者から相談があった場合には，親子で参加する遊びの教室などに誘うところもあります。また，そのような親子に参加してもらう集団活動を行う拠点施設を配置している地域もあります。そこでは，スタッフが保護者とともに子どもの特徴や傾向を確かめ合ったり子どもへの対応の工夫を話し合ったりしながら，子どもの成長の変化を確かめ，必要な場合には療育センターや病院などの専門機関を紹介しています。

●幼稚園・保育園から受診を勧めるとき

　先述のように最近では，幼稚園・保育園から療育センターや病院などの受診を勧められることも増えてきています。しかし，この場合も子どもに対する家庭での評価と幼稚園・保育園での評価に乖離があると，受診を勧められた保護者は戸惑ったり動揺したりしてしまうことも少なくありません。したがって，幼稚園・保育園においても保護者とともに子どもの理解を深め，対応の工夫を相談し子どもの成長を確かめながら必要に応じて専門機関への紹介を行う対応が求められます。

　特に入園したばかりの時期や新学期が始まって間がない時期に，いきなり子どもの問題を指摘し受診を勧めると保護者の混乱は大きいでしょう。そして，子どもはまだ新生活に慣れていないだけなのに，そのような子どもの成長の変化を確かめることもせず問題提起する園に不信感を抱くかもしれません。できれば実際の様子を保護者にも見てもらう機会を作り，園としても対応を工夫していくことを伝え，それによる子どもの様子の変化を共有しながら，必要であれば受診を勧めるというように，段階的な対応ができるとよいと思います。

また，保護者に園での子どもの様子を報告する際に，子どものできていないことや問題点ばかりを列挙した批判だらけの報告であると，保護者にとっては，子どもが大切にしてもらえていないと感じるでしょう。さらに，「（私たちとしては）困っているので何とかしてください」といったような論調も，保護者にとっては突き放されたように感じるでしょう。もちろん，園生活において子どもが不適応であったり問題が頻発していたりするのに，保護者には秘密にしていることもよいことではありません。

　保護者に対して子どもの問題や専門機関への受診を勧めるといった重要な話をするためには，普段から園の先生と保護者とのコミュニケーションがしっかり図られ，お互いの考えや子どもに関する情報が共有されていることが大切です。そして，子どもの問題は，"これからこのようになってほしい"という成長課題として共有し，家庭と幼稚園・保育園が協力してその子を育てていこうという連携体制が構築されていることが大切です。それらが十分でないと，子どもの評価や受診の是非を巡って両者が反目し合ったりお互いを批判し合ったりして，子どもの診断や支援よりもまずは大人同士の和解を図ることが必要となってしまうこともあります。

　そして，受診することが決まったら受診の理由や目的を確認し合い，受診後も一緒にその子の成長を見守り一緒に育てていこうというメッセージを保護者に伝えていただくとよいと思います。実際に専門機関への受診は本格的な支援のスタートであり，幼稚園・保育園としては，むしろ受診後の保護者への支援と連携がさらに大切になってきます。特に子どもに発達障害の診断を告げられた保護者にとっては，大なり小なりショックを受け気持ちの整理が必要となります。それを支えていくうえでも，園の先生たちの保護者への関わりは大変重要であると思います。

●子どもの発達支援の半分は保護者の育児支援

　子どもに何らかの発達の問題を感じとり受診を勧めたい人にとっては，なかなか受診に踏み切れない保護者を前にするともどかしさを感じるかもしれません。しかし，支援者や周囲の人たちだけが先走って保護者が置いてきぼりになっている状態では，子どもに対するよい支援はできません。

　何と言っても子どもの生活や将来において保護者の影響や役割は非常に重要です。そのためにも，子どもの発達支援において最初にやるべきことは，保護者とともにその子の特性についての理解を深め，その子にどのような成

長課題（目標）があるのかを共有することです。そのような過程をしっかり踏んでいかなければ，いくら診断をしても上滑りするだけになってしまいます。"急がば回れ"ということわざがあるように，子どもへの理解をともに深め保護者との関係を構築することは，できるだけ丁寧に行う必要があると思います。

　そして，保護者自身が子どもを理解し安定した子育てをすることが，子どもの情緒や発達を安定させることにつながります。そういう意味では，**子どもの発達支援の半分は保護者の育児支援**といっても過言ではないでしょう。

④　初診の準備

(1) 子どもに関する情報の整理

　さて，実際に療育センターを受診することになった場合，どのような準備をするとよいでしょうか。子どもの発達診察においては，子どもとその子を取り巻く周囲の状況に関する情報がたくさん必要です。特に幼児期の子の発達診断においては，子ども本人から悩みや詳細な情報を聞くのは難しいことも多く，普段の様子をよく見ている方々からの情報が非常に重要になってきます。筆者が勤務する療育センターでは，初めて受診される方には事前に問診票をお送りしています。そこでは，受診理由をはじめ子どもの出生から今までの発達歴や病気などの既往歴，現在の生活やご家族の状況についてなど，診察や支援に必要な情報を記入していただき受診当日に持参してもらっています。他にも相談内容に関する資料（幼稚園・保育園の先生から聞いた，園での様子がわかるものなど）があれば持参するとよいと思います。また，母子手帳も大切です。

　幼稚園・保育園の先生が同席していただくと，より診察と支援が進みやすくなりますが，同席が難しいことも多いので，園での子どもの様子や相談（質問）内容を手紙やメモ書きで保護者に託されることもあります。その際には，内容について保護者と事前に共有しておくことが大切です。また，回答がほしいと思うことがあれば，箇条書きにしておくとよいと思います。受診を勧

めた理由や目的も書き添えてあると，診察の方向性も定まりやすくありがたいです。

(2) 受診や問診票における子どもの様子の伝え方

受診に際して子どもの気になる言動や様子をお伝えいただくときには，例えば「友だちにいじわるをする」といった漠然とした表現や「周りに比べて幼い」といった報告者の感想（印象）ではなく，できるだけ具体的な子どもの言動を報告していただくとよいと思います。また，問題となる行動はどのくらいの頻度で見られるのか，どのような場面で見られるのか，逆に問題となる行動が見られない場面もあるのであればそれはどのようなときかなども大切な情報です。そして，問題行動にどのような対応をして，そうしたら子どもはどのような反応をしたのかについても，その後の支援に役立つ大切な情報となりますので，ぜひ教えてほしい事柄のひとつです。

診断においても支援においても，一番大切なのは**その子の行動の意味を理解すること**であると思いますので，子どもの言動は具体的にお知らせいただけるとありがたいです。

- ●受診までに準備しておきたいもの
  - ・療育センターの問診票（事前に送付されている場合）
  - ・園での言動・様子が具体的にわかるような資料
  - ・母子手帳
  - ・園の先生からの報告・相談・質問（回答がほしい内容を箇条書きに）・受診を勧めた場合にはその理由や目的（事前に保護者と内容を共有しておく）

受診にあたって　第Ⅰ章

名作から学ぶ
発達障害児支援のヒント

『キツネとツル』から学ぶ
"発達障害児支援の考え方"

みなさんは，イソップ童話の『キツネとツル』を知っていますか。

> あるとき，キツネがツルを自宅に呼んでごちそうをふるまいました。しかし，平皿に入れられたスープをツルは飲むことができません。ツルが困っている様子をキツネがあざ笑いますが，次はツルがキツネを自宅に呼んでごちそうをふるまうことになりました。すると食事は細長い壺の中に入っていて，細長いくちばしを持つツルは難なく食べられますが，キツネは食べることができず，今度はキツネがツルに笑われてしまいます。

　このキツネとツルの問題を解決するためにはどうしたらよかったのでしょうか。例えば，ツルが平皿のスープを飲めるよう努力したり，キツネが壺の中の食事を食べられるように練習したりする方法もあるでしょう。しかし，もしキツネがツルのために壺のような食器を用意し，ツルがキツネのために平皿のような食器を用意していれば，二人は何事もなく仲良く食事を楽しむことができたのでしょう。また，ストローや細長いスプーンのような補助具があってもよかったでしょう。あるいはメニューを工夫すればこのような問題は生じないのかもしれません。

　発達障害児支援においても同じことが言えると思います。発達障害のある子がその特性ゆえに困り感を抱いたり生活に支障を生じたりするかどうかは，社会や周囲の人たちの考え方や不便さを解消するための工夫が用意されているのかどうかも大いに関係してきます。

　キツネのように，自分たちが当たり前にできることが難しい相手に対して，援助や工夫をせず嘲笑や批判をすることは悪い結果しか生み出しません。また，相手にだけ努力を求め自分たちや状況そのものを変えようとしないのも，よい解決策とは言えないと思います。

　多様性の共生を実現する社会を目指すのであれば，お互いの特性を認め合い支障の出るところをお互いの協力で解消することが大切でしょう。それが，近年の発達障害児支援の考え方であるのです。そして療育とは，それぞれの変化を応援するものであり，個人と環境のお互いの歩み寄りを図るための取り組みであると言えるのです。

17

ケースレポート

それぞれの受診のきっかけ

> Aさんの場合

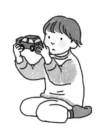

　Aさんのお母さんは公園のベンチに座って悩んでいました。そばの砂場ではAさんが両手で砂の表面を撫でまわして遊んでいました。Aさんは2歳を過ぎた男の子ですが，まだ言葉を一言も発しないのです。1歳6か月健診に行ったとき，保健師さんからも言葉の発達が遅いことを指摘されました。そのときは（まだ年齢も小さいし男の子だから，そのうち話すようになるだろう）とお母さんは思いました。相談したお父さんも同じ意見でした。しかし，それから半年ほど経ったころに保健師さんから電話がありました。

「Aさんは言葉を話すようになりましたか？」

　保健師さんからそう尋ねられ，お母さんはドキッとしました。Aさんはまだ言葉を発していなかったのです。それにお母さんには他にも気になることがありました。Aさんはいつも一人で遊んでいることが多く，公園で他の子が寄ってきてもすぐにその場を立ち去ってしまうのです。絵本を読んであげようとしてもAさんは勝手にページをどんどんめくろうとして，お母さんの話を聞こうとしてくれません。そして，いつも床に寝そべって，ミニカーを前後に動かしながら横から眺めて過ごすのです。そのようなときのAさんは，呼んでもこちらを振り向くことはなくミニカーに没頭しているのでした。

　念のため近くの病院に受診して色々検査をしてもらいましたが，Aさんは耳も聞こえているし身体にも特に異常はないとのことでした。お母さんはほっとする気持ちと，よりいっそう不安が高まる気持ちを同時に感じました。

　最近のAさんは，お出かけのときに手をつなぐことを嫌がり，気になったほうへ急に一人で駆け出していくようになりました。そのときは呼んでも無視をしてどんどん先へ行ってしまいます。危ないので手をつかんで止めようとすると癇癪を起こします。そしてAさんは，癇癪を起こすと決まって手で自分の頭を何度も叩いたりするのです。Aさんは段々お母さんの言うことを聞かず気難しくなってきました。お母さんもAさんを叱る場面が増えてきました。そして，そのたびにお母さんは自分の育児に対する自信が失われていく感じがしていました。

「ギャー！」

　大きな叫び声がしてお母さんはハッと我に返りました。見ると少し離れたところで砂山

を作っていたはずの子が泣いています。そして，Aさんの手にはその子が持っていたはずの小さなスコップが握られていました。（まただ！）とお母さんは思いました。これまでにもたびたびAさんは他の子が使っている玩具や道具を無理やり取ってしまうことがあり，そのつど注意してきました。Aさんは泣いている子を無視して自分の足元の砂をスコップですくってパッと空に向かってばらまきました。宙を舞った砂が泣いている子の頭にも降り注ぎます。お母さんは，ますます泣きじゃくるその子とその親御さんに平謝りをして，慌ててスコップをAさんから取り上げて返し，今度はスコップを取られて泣き出したAさんを抱えて逃げるように公園を出ました。Aさんは自分の頭を手で叩きながら激しく泣いています。お母さんもなんだか涙が出てきました。

　お母さんは，保健師さんや病院の先生が，「療育センターに相談に行ってみてはいかがでしょうか」と言っていたことをふと思い出しました。なんだか怖くなってしまったので先延ばしにしてきましたが，最近のAさんの様子を見ていると，このままではいけないのではないかという気持ちが強くなってきました。（今夜お父さんともう一度相談してみよう）とお母さんは思いました。

Bさんの場合

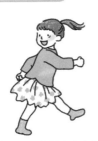

　Bさんのお母さんは焦りを感じ始めていました。Bさんは来年度に小学校入学を迎える年長の女の子です。Bさんはとても元気で明るい子でした。おしゃべりも盛んで食事中も食べるのを忘れてずっと何かを話し続けるような子でした。でも非常にそそっかしいところがあり，食べ物をこぼしたり持っている物をよく落としたりしました。それにいつも身体のどこかが動いていて，食事中も脚をブラブラ揺らしたり椅子をギシギシ揺らしたりしてお母さんやお父さんによく怒られました。注意されるとBさんは素直にやめるのですが，しばらくするとまた同じようにゴソゴソ動き始めてしまいます。外出中もいつの間にか一人だけ家族からはぐれてしまい，迷子になったことが何回もありました。また，気になるものにはすぐ手を出す傾向があり，買い物に行っても商品をすぐ触る傾向が強く，いつも怒られていました。

　そんなBさんなので，机に向かってコツコツ何かに取り組むということはとても難しそうでした。お絵描きも工作も最初は意欲的に取り組みますが，すぐ飽きて他事をしていたり席を立って別の遊びを始めたりしてしまいます。しかし，その遊びも一つひとつはあまり長続きせず次から次へと移り変わっていきます。気がつくと部屋には玩具がいっぱい散乱している状態になります。お母さんが怒るとBさんは慌てて玩具を片付けようとしますが，手に取った玩具で再び遊び始めてしまいちっとも片付けが進みませんでした。このよ

うな様子は保育園でもみられるようで，友だちとも仲良く遊ぶし様々な活動にも興味を持って参加しますが，とにかく長続きせずすぐにおしゃべりを始めたり他事をしたりして先生によく注意されていました。

お母さんとお父さんは小学校の準備として，Bさんに文字の読み書きの練習をさせ始めました。しかし，Bさんはすぐに飽きてしまいます。文字は多少読めるようになってきたようですが，書字についてはまったくやる気が出ないようで，最近では練習を嫌がるようになってきました。約束ごともすぐ忘れてしまうようだし，保育園でも相変わらず様々な失敗をしているようです。（こんな調子で小学校に行ってもちゃんとやっていけるのかしら）と，お母さんは段々不安になってきました。友だちのお母さんにその不安をもらすと「うちも同じだよ」と励まされますが，お母さんは親のしつけが悪いのかと内心穏やかではいられませんでした。

参観日でBさんの園生活を見たお母さんは，ますます不安と焦りを募らせることになりました。その日の活動は工作でした。クラスの他の子たちは先生の説明をしっかり聞いているのに，Bさんだけは配られた材料を勝手に触ったり外の様子をぼんやり見ていたりしているのです。先生に声をかけられるとBさんはハッとして先生の話を聞くのですが，しばらくするとまた他事をし始めてしまいます。結局できあがった作品も，他の子のものとはかなり異なる仕上がりになってしまいました。

お母さんは意を決して，Bさんとともに，まずは近くにある病院に向かいました。そこでいくつかの検査を受けましたが，特に異常は見つかりませんでした。検査結果を説明した後，病院のお医者さんは言いました。

「Bさんは，特に身体的な疾患があるわけではないようです。本当は知能発達検査などをして発達の特徴を確認するとよいと思いますが，ここでは幼児期の子の知能発達検査ができません。療育センターに行ってBさんの発達の特徴について相談してみてはいかがでしょうか」

Cさんの場合

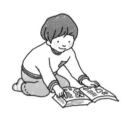

Cさんのお母さんは，Cさんのことをとても頭のいい男の子だと思っていました。Cさんは，小さいころから数字や文字に興味を持ち始め，3歳半を過ぎた今ではすっかり読めるようになっていました。そしてCさんは昔から絵本よりも図鑑を好んで読んでいました。昆虫の図鑑は特にお気に入りで，何時間でも見続けることができました。言葉もよくしゃべり，図鑑で憶えた難しい虫の名前をたくさん教えてくれます。

Cさんはあまり人見知りがないようで，初めて会った人にもどんどん話しかけにいく子

でした。大好きな虫の話をたくさん話しにいくのです。でも，お母さんはときどきひやひやさせられます。相手が大人だと「よく知っているね」と感心されるのですが，子どもだとたいてい困惑した表情を浮かべCさんから離れていこうとします。しかし，それでもCさんは相手を追いかけて虫の話をするのです。

　それにCさんはちょっと頑固なところがありました。公園に行く前に郵便局に寄ろうとすると，「ちがう！」と怒って普段の道にお母さんを連れ戻そうとするのです。そのようなときはどれだけ説得を試みてもまったく話を聞いてくれません。

　また，Cさんは変に臆病なところもあって，お母さんが掃除機やドライヤーを使うときまって隣の部屋に逃げていくのです。お母さんが不思議なのは，買い物に行ったスーパーの館内放送がかかると，Cさんは両手で両耳をふさぎ，嫌な顔をしてしゃがみこんでしまうことです。

　Cさんが幼稚園に通うようになってしばらく経ったころに，お母さんは幼稚園の先生から声をかけられ驚くべきことを伝えられました。どうやらCさんは，集団活動の最中に一人だけ席を立ち教室の後ろで遊ぶことがよくあるのだそうです。クラスの子ともよく喧嘩をするようで，相手の玩具を黙って取り上げてしまうし，逆に相手がCさんの使っている玩具に手を伸ばすと噛みつこうとすることもあるそうです。

　想像もしていなかった話にお母さんは動揺を隠せませんでした。先生は，「Cさんは，まだ幼稚園の生活に慣れていないのかもしれませんね。私たちもCさんが落ち着いて過ごせるように色々工夫していきますね。お母さんもCさんから幼稚園のことを聞いて，こうするとよいかもということがあったら教えてください」と言いました。

　しかし，お母さんがCさんに「幼稚園どうだった？」と尋ねると，Cさんは「どうだった」とお母さんの真似をするのです。ふざけているのかと思ってお母さんが質問を繰り返すと，Cさんは「わかんない」と言ったり「忘れた」と言ったりして，いつも逃げていくのでした。

　それでもCさんは徐々に幼稚園生活に慣れてきた様子で，先生との仲も悪くないようでした。友だち関係は先生が仲介して，相手の子も一緒に指導しているとのことでした。しかし，以前よりは減ったもののCさんの離席は続いているようでした。

　そして，実際にお母さんは合唱発表会を見にいったときに，みんなと歌うことができず耳をふさいでその場に立ちつくすCさんの姿を見て大変なショックを受けました。結局，Cさんは途中で先生に声をかけられ，付き添われながら幕の裏側に退場していきました。先生の話だと，練習のときもCさんは参加したりしなかったりしていたようでした。

　そんなある日，お母さんは先生からあらためてCさんについて相談をされました。

　「Cさんには特別な発達の特性があるのではないかと思います。Cさんの成長やよりよい幼稚園生活のために，その特性に合わせて工夫や援助をしていきたいと思うのですが」

　先生の言葉を聞いて，お母さんは雷に打たれたような気分になりました。（発達の特性っ

て発達障害ということ!?）という考えが頭の中を駆け巡り，お母さんはその後の話をあまり憶えていません。しかし，幼稚園の先生の「療育センターに相談して，Cさんの特性や対応について聞いてみませんか」という言葉だけは頭に残りました。

Dさんの場合

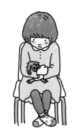

　　　　　　　　　　Dさんはあと2か月ほどで5歳のお誕生日を迎える女の子です。Dさんは，もともと恥ずかしがり屋でこわがりでした。祖父母の家に遊びにいっても，お母さんやお父さんの後ろに隠れてなかなか挨拶をしようとしません。おばあちゃんがお菓子を差し出してもおじいちゃんが抱っこして遊ぼうとしても，逃げたり泣き出してしまったりする子でした。
　　　　　　　　　　幼稚園の入園式のときも大勢の人が集まっている会場から逃げ出してしまいました。お母さんやお父さんは人が少ないもっと早い時刻に来るべきだったと反省しました。しかし，その後，Dさんは特に登園を渋ることはなく淡々と通い続けることができました。登園するときの表情はあいかわらず硬いままですが，少しずつ園生活での出来事を家でも話すようになり，お母さんとお父さんはほっとしました。先生に園での様子を聞くと，自分から積極的に関わるタイプではないけれど，誘われれば嫌がらずに遊んでいるようだと言われました。そのうち仲の良い子もできるのだろうとお母さんたちは思っていました。
　1年経って年中組にあがってから2か月ほどが経ったとき，お母さんは幼稚園の先生から話があると呼ばれました。
　「このところずっとDさんは一言もしゃべらないのですが，家ではどうですか？」
　先生から尋ねられて，お母さんはびっくりしました。Dさんは家では毎日幼稚園での話を色々してくれていたからです。先生によると，実は昨年の年少の終わりごろからDさんは幼稚園で一言もしゃべらなくなっていたようでした。それまでは内気ではあるものの話はできていたのですが，年度の終わりごろから先生だけではなく友だちともしゃべらなくなったというのです。それからすぐに春休みになり新学期が始まりましたが，やはりDさんは幼稚園で一言も言葉を発することがないというのです。
　しかし，Dさんは話さないだけでそれ以外の園生活は問題なく過ごしていました。お遊戯にも参加するし制作活動も先生の教えたとおりに仕上げました。教室移動のときもちゃんと列に並んでいるし持ち物も自分の置き場所にきちんとしまっています。でも，みんなで歌を歌ってもDさんだけ口が動いていません。自由遊びのときは一人でお絵描きをしていることが多く，他の子たちが盛り上がっているとそっと後ろに立っていることもあるようですが，幼稚園で誰もDさんの声を聞かなくなりました。

「これからDさんにはどのように接したらよいですか？」

先生から尋ねられても，お母さんにはどう答えたらいいのかわかりませんでした。

「もうすぐDさんのお誕生日発表会がありますけど，大丈夫でしょうか？」

Dさんの幼稚園では，毎月その月にお誕生日を迎える子たちを舞台の上に集め，他の子たちの前で自己紹介をさせたり先生がインタビューをしたりした後，みんなでお祝いする会があるのでした。Dさんのお誕生日発表会は3か月後です。

「どうしましょう……」

お母さんも幼稚園の先生に尋ね返すことしかできませんでした。

その後，お母さんはお父さんと相談して，二人で色々調べた結果，療育センターというところがあることを知ったのです。

第II章
初診

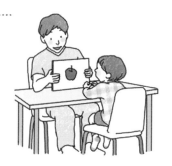

　実際に子どもの発達診察のために療育センターを受診することになった場合，そこではどのような診察が行われるのでしょうか。幼児期の子どもの診察は学齢期以降の子の診察とは異なる点が多く，そのため幼児の受診が多い療育センターは検査室や診察室の構造も病院とは違ったりします。この章では，療育センターにおける幼児の診察風景をお伝えしていこうと思います。また，初めて診察の説明を聞き診断を受けとめていく保護者の気持ちや，説明をする側が心がけておきたいことなどもまとめました。

1　予診

　筆者が勤務する療育センターでは，初めて相談に来られた方はまず相談内容や問診票に記載された内容の確認をする**"予診"** を行います。

　特に幼児期の子どもは，あらゆる面で発達途上にいるので，運動や言語・社会性の発達の様子だけでなく，トイレや食事などの日常生活の自立が現在どの段階にいるのかを一つひとつ確認していきます。さらに普段どのような遊びを好んでするのかについても，子どもの発達や嗜好を知るうえで重要です。

　子どもの発達診察においては，その子自身のことだけでなくご家族や幼稚園・保育園の状況も大切な情報です。家族は何人いてどのような生活をしているのか，きょうだいがいればそれぞれの様子やお互いの関係はどうか，幼稚園・保育園のクラスの規模や先生の人数はどうか，どのような指導方針を持った園なのかなど，子どもを取り巻く周囲の状況をしっかり把握していき

初診 ● 第Ⅱ章

ます。

　予診は問題となっている子どもの行動の真相を探るための情報を収集し整理する場面です。そのため，丁寧に質問を行ってそのときの子どもの様子や行動の意味を理解し，周囲の人たちの関わりや生活の状況を正確に把握することに努めます。この段階で収集し整理された情報は，後の診断や支援方針を左右する非常に重要なものになっていきます。

② 知能発達検査

（1）知能検査と発達検査

　子どもの発達診断において**知能発達検査**は大変重要です。後述しますが，発達障害の中で最も古くから知られているものに**知的発達症**があります。これは他の発達障害の診断の際にも，必ずその影響の有無を確認しないといけない重要な発達障害です。知能発達検査はこの知的発達症による影響を判断するときに用います。したがって，発達が気になるお子さんが療育センターや病院に受診すると，必ずといってよいほど知能発達検査を行うことになるのではないかと思います。

　しかし，**知能発達検査はあくまで知的発達の評価には有用ですが，それだけで発達障害の診断をすることはできません**。発達障害の診断は，生活全体の適応状況や行動や認知の特徴などを把握して行われます。ときどき，知能発達検査ですべての発達障害の診断やその程度の評価をしていると誤解されている方もいますが，そうではないことを知っておいていただけると幸いです。

　知能発達検査には様々な種類がありますが，それぞれに適用年齢（その検査が適切に使用できる年齢帯）があります。なお，幼児期早期の子は純粋に知能だけを測ろうとする"知能検査"の実施が難しいことがあるので，運動発達を含めた発達全体を網羅的に測る**"発達検査"**を用いることも多いです。

　幼児期に使用することの多い知能発達検査を表Ⅱ-1，表Ⅱ-2にまとめました。

25

（2）幼児の検査の難しさ

　幼児は大人のように検査の目的を理解してしっかり取り組んでくれるとは限りません。人見知りや場所見知りが強く，初めて会った検査者を怖がってしまうかもしれません。それに，“やらされる”雰囲気を察して逃げてしまったり，気まぐれにいたずらなどをしたりすることもあります。時間がかかると飽きたり疲れたりしてしまうかもしれません。もちろん，検査をする側もそのような幼児の特性（傾向）を承知していて，それも踏まえて検査を実施し評価していきます。幼児期の知能発達検査を実施するためには，検査実施の手技だけでなく，必ずしも検査に協力的ではない幼児特有の特性（傾向）を理解し柔軟に対応できる技能も必要になると言ってよいでしょう。

　また，検査を実施する場所も幼児が少しでもリラックスできる雰囲気と広さが必要ですし，机や椅子も幼児用のものを設置する必要があります。そのため，学齢期の子どもの知能発達検査ができる病院であっても幼児の検査は

表Ⅱ-1　適用年齢に幼児が含まれる知能発達検査の例：子ども本人に実施する検査

＊知能検査
- 田中ビネー知能検査Ⅴ，Ⅵ
  ：適用年齢は2歳〜成人。
  　一般知能の測定を目的としており，総合的な知能指数を評価する。
- KABC-Ⅱ
  ：適用年齢は2歳6か月〜18歳11か月。
  　知識などを評価する習得度と情報処理能力を測定する認知処理過程尺度がある。

＊発達検査
- 新版K式発達検査
  ：適用年齢は0歳〜成人。
  　総合的な発達だけでなく，姿勢・運動，認知・適応，言語・社会の発達も評価する。
- 日本版ベイリーⅢ乳幼児発達検査
  ：適用年齢は1〜42か月児。
  　認知，言語，運動の発達を評価する。養育者への質問で社会ー情動，適応行動も評価する。
- 遠城寺式乳幼児分析的発達検査法
  ：適用年齢は0歳〜4歳8か月。
  　養育者（保護者など）に質問する部分もあるが，子どもに関わりその様子から運動，社会性，言語の発達を評価する。
- 日本版ミラー幼児発達スクリーニング検査（JMAP）
  ：適用年齢は2歳9か月〜6歳2か月。
  　視覚認知，言語の他に感覚運動機能（協調運動機能など）の発達を評価する。

初診 ● 第Ⅱ章

表Ⅱ-2　適用年齢に幼児が含まれる知能発達検査の例：養育者（保護者など）に質問して実施する検査

＊発達検査
- 津守・稲毛式乳幼児精神発達診断法
  ：適用年齢は0歳～7歳。
  運動，探索・操作，社会性，食事や生活習慣，言語の発達を評価する。
- KIDS
  ：適用年齢は0歳1か月～6歳11か月。
  運動，操作，理解・表出言語，概念，対子ども・大人社会性，しつけ，食事の発達を評価する。
- 日本語版ASQ-3
  ：適用年齢は生後5か月～66か月（原版は生後1か月～66か月）。
  コミュニケーション，粗大運動，微細運動，問題解決，個人・社会の発達を評価する。

＊生活の適応状況の検査
- Vineland-Ⅱ
  ：適用年齢は0歳～92歳。
  コミュニケーション，日常生活スキル，社会性，運動の適応状態と不適応行動を評価する。
- S-M社会生活能力検査
  ：適用年齢は乳幼児～中学生。
  身辺自立，移動，作業，意志交換，集団参加，自己統制の生活能力を評価する。

難しいということで，療育センターに紹介されることも少なくありません。

　もちろん，幼児の知能発達検査に慣れている療育センターでも子どもの状況によっては実施が難しい場合もあります。そのような場合は，子ども本人に課題をこなしてもらう検査ではなく，その子の普段の様子についてそれをよく知っている人（保護者など）に質問して対象の子の発達を評価する検査に切り替えます。

（3）検査結果の見方

　検査で得られる情報として大切なのは数値だけではありません。**検査に取り組む子どもの様子**も大変重要な情報なので，しっかり観察する必要があります。

　それは，例えば試行錯誤の末にやっと正解にたどり着いた子でもあっさり正解してしまう子でも同じ「正解」という結果になってしまうからです。もちろん，その逆にすぐにあきらめて不正解だった子も正解に肉薄した非常に

27

惜しい不正解の子もいます。あるいは指示されたこととはまったく別のことをしていたり，よけいな話をしながら質問に答えていたりする子もいます。そのような**数値には反映されない子どもの言動の一つひとつが，実はその子を理解するためには大変重要で必要な情報となります。**

　また，特に幼児期は環境の違いによってパフォーマンスに大きな差が生じやすい年代です。保護者が同席されている場合とそうでない場合とでも，課題への取り組みが変わってしまいます。

　そして，保護者が検査のときに同席して検査に取り組む子どもの様子を見ていると，あとで「普段はあの問題のようなことはできている」と訴えられることもよくあります。知能発達検査には実施におけるルールやマニュアルがあって，質問のセリフやヒントの可否など細かいことについても決まりごとが設定されていることがあります。つまり，検査場面は一律のルールに従った特殊な環境であると言えるでしょう。そのため，子どもにとっては慣れ親しんだ質問や普段の日常生活ではできることが，検査になるとできなくなることもあります。

　しかしこの場合，**家庭での日常生活ではできても検査場面ではできなかったということ自体がその子の所見となります。**そして，その違いはなぜ起きるのかを検討することが大切になりますし，それがその子への対応のヒントになっていくこともあります。

　なお，知能発達検査の結果は成長とともに変わることもよくあります。特に幼児期に行った知能発達検査の結果は，成長とともに子どもの検査への取り組み方が変わったり状況の違いによる不安定さがなくなったりしていくことで，**年齢とともに本来の実力が反映されやすくなり結果の安定性も増していきます。**

（4）検査と保護者や園の先生たちの反応

　検査を実施する際は，基本的には検査者と被検者（子ども）だけで実施したいのですが，幼児の場合は不安が高まってしまうこともあるため，そのような場合には保護者が同席されます。そうすると，保護者によっては子ども

初診 ● 第Ⅱ章

の回答に一喜一憂したり，ついヒントを出してしまったりする方もいます。子どもの珍回答に笑ってしまったり怒ってしまったりする方もいます。あまり熱が入ってしまう方には，最後まで冷静に見守っていただけるようにお願いします。ときには検査のための予習のようなことをしたくなる方もいますが，それは検査が正しく適切に実施できなくなるためやめていただくようにしています。

　保護者からすると，まるでわが子が合否判定の試験を受けているような気がするかもしれませんが，筆者はどちらかというと，知能発達検査は性格判断に近いイメージを持っています。少なくとも発達診断や発達支援においては，**対象となった子が検査場面でどのような取り組みをしてどのように答えたのかが大切であり，それを踏まえて教え方や接し方のヒントを探っているのです**。つまり，得点（数値）がいくつだったのかということ以上に，**その子の特徴や傾向を知る**ことが一番大切であると考えています。

　一方，普段の様子以上に検査場面の態度や結果が良好で，関係者が戸惑ってしまうという逆のパターンもあります。特に幼稚園・保育園の先生が，落ちついて検査に取り組む子どもの姿を見て，「（普段は落ち着きがないのに）こんなに集中してできるなんて驚きました」と言われることもあります。幼稚園・保育園では落ち着きがなく先生の話を聞かなかったり課題に取り組まず離席したりするような子でも，検査場面ではとても落ち着いて意欲的に問題をこなすこともめずらしくはありません。

　もちろん，これも幼稚園・保育園の状況と検査の状況が違うからであって，別に幼稚園・保育園の先生の指導がいけないということではありません。知能発達検査は基本的に，検査に集中しやすい環境の中で検査者（大人）と被検者（子ども）の一対一で行います。そして，検査課題は様々な種類のものが次から次へと出てくるので，子どもにとっては飽きることが少なくクイズやゲームをする感覚で楽しめてしまうこともあります。さらに，苦手な課題にいつまでも取り組ませたりすることはありませんし，不正解が続くと次の問題に切り替わるようになっていることが多いです。このように，個別対応でメリハリがきいていて苦手な課題は必要最小限となる状況であれば，落ち

29

着いて本来の実力をいかんなく発揮できる子であっても，検査場面とは違う状況である幼稚園・保育園では，気が散ったり意欲が低下してしまったりすることもあるのです。しかし，そのような**検査場面と日常場面とのギャップがあるということも所見のひとつであり**，その子が落ち着いた生活を送るためのヒントになります。

このように，特に幼児期の子の知能発達検査は，**検査結果だけでなく検査中の様子を観察し，日常での様子と比較検討する**ことが大切であると言えます。

- 知能発達検査だけで発達障害の診断をすることはできない
- 数値には反映されない検査中の様子が，その子を理解するための大変重要な情報となる
- 検査場面と日常場面のギャップの中に，その子が落ち着いた生活を送るためのヒントがある

3　医学的検査

現在のところ，発達障害そのものの確定診断は，血液検査や尿検査あるいは脳波や画像検査ではできません。しかし，身体的な疾患の中には発達障害と類似した症状を呈する疾患（内分泌疾患や代謝性疾患，神経筋肉系の疾患など）もあるため，それらの鑑別を行うために，先述のような**医学的検査**を行います。

実際には，それらの身体的な疾患は発達や行動上の特徴以外にも何らかの症状が認められることが多いので，十分な問診と身体所見をとることである程度その可能性を判断することが可能です。

医学的検査ができる療育センターではそのような検査を実施することもありますが，そうでない施設では，必要に応じて検査ができる病院を紹介することもあります。また，先に病院に受診された方は，それらの検査を行い身

初診 ● 第Ⅱ章

体的疾患を鑑別したうえで療育センターに紹介されることもあります。

④ 診察

(1) 幼児の発達診察の特徴

　すでにお伝えしているように，特に幼児期の子どもの発達診察においては，**対象となる子の行動観察**が非常に重要です。そしてそれは診察においても同様です。幼児期の子は大人や学齢期の子のように，初対面の相手に対して椅子に座って長く会話をしたり悩みを打ち明け相談したりすることが難しいことも多いです。したがって診察自体も幼児期の子を対象とする場合は一般的な病院の診察とは異なることが多いです。つまり，**子ども本人に対しては話中心の診察ではなく行動観察中心の診察となる**のです。そのため，例えば療育センターの診察室は一般病院の診察室よりも広くなっていたり様々な玩具や図鑑などが用意され，子どもが遊べるようになっていたりします。

　行動観察は，診察室に入る瞬間や待合室にいるとき，あるいは施設の玄関に入ってきたときからすでに始まっています。入室を拒んだり医師に呼びかけられると泣いて保護者にしがみついてしまったりする子もいます。逆に気さくに話しかけてくる子もいます。玩具やパソコンなどに目を奪われて勝手に遊びだしてしまう子もいます。もちろん，素直にさっと着席してくれる子もいます。

　挨拶をして話ができそうな子には話しかけたり質問をしたりします。話よりも遊びたい様子の子には玩具を使って遊んだりします。そうやって**その子の興味がどこに向かうのか，対人交流の様子や言語力の様子**などを観察しています。さらに**玩具の扱い方や姿勢や集中の具合**などを観察したりします。

　なお，特に幼児は慣れない場所や人を怖がったり警戒したりすることもよくあります。対人緊張が強い子や場所見知りの強い子に，最初からグイグイ接近すると嫌がられたり避けられたりします。ときには不安や緊張によって，落ち着きなく挙動不審になったり攻撃的になってしまったりする子もいます。したがって，そのような子には**まず安心できるように配慮していくことが求**

31

められます。挨拶や質問は深追いせず早めに玩具や遊びに誘ったり，まずは
保護者と話をして子どもが診察室の雰囲気に徐々に慣れていくのを待ったり
します。また，子どもに接するときは子どもにこちらの動きや意図がわかる
ように，動作をゆっくり見せながら接します。そして，診察をするときはで
きるだけ言葉だけではなく，視覚的に何をするのかがわかるように，お手本
となる動作をこちらがやって見せてから促します。

(2) 視線の観察の重要性

　幼児期の子の発達診断において最も重要なことのひとつは**視線の動き**だと
思います。**様々な関わりや遊びを通して，子どもの反応や視線の動きをつぶ
さに観察することが大切です。**

　また，**初めて来た部屋に入るとき，その子はどこを見てどのように行動す
るのか**も大変重要です。一般的には初めて来た場所なので，子どもにとって
はそこに何があるのか，誰がいるのか，何が起きるのかが気になるであろう
し，実際そのようなことを把握するために室内を見渡し，そこにある物やそ
こにいる人に注意が向かいます。しかし，そのような状況把握の視線が乏し
く，その部屋にいる人が声をかけ着席を促しても，かまうことなく自分の興
味ある（気になる）物をめがけて一直線に駆け寄っていく子がいます。また，
逆に色々な物や人が気になって視線が忙しくあちらこちらに向いて着席をし
ようとはするもののよそ見ばかりしている子もいます。後述しますが，前者
は**自閉スペクトラム症**の子によくある視線と行動の特徴で，後者は**注意欠如
多動症**の子によくある視線と行動の特徴です。どちらも幼児期に受診するこ
とが多い発達障害です。

(3) 幼児の発達診察に関する誤解

　幼児期の子は，あまりかしこまって診察をしようとすると緊張して本来の
姿を見せてくれないことがありますので，**自然な流れで関わったり遊んだり
しながらその子の様子を見ていきます。**ときどき，「子どもと遊んでばかり
で診察はいつするのですか？」と尋ねられることもありますが，幼児期の子

どもの診察は大人の診察とは異なり，実は**遊んでいること自体が診察である**のです。

また，「子どもの（直接）診察が短いが本当にそれでよいのか？」と訝しがる方もいますが，**幼児期の子どもの診察は行動観察という点で，施設に来てから帰るまでの間，待合室や検査室など診察室以外のいたる場所でも行われている**と考えていただければよいと思います。さらに，普段の様子についての詳細な情報をたくさん集めてその子の特徴を診察しています。そのように考えると，診察全体の情報収集量は膨大で受診から診断に至るまでの所要時間も合計すれば数時間に及びます。

(4) 診断に至るプロセス

問診表や予診で相談内容とそれに関する情報を整理し，診察や知能発達検査によって子どもの様子を観察してはじめて**診断**を行います。近年では，発達障害診断の補助ツールとして様々な評価尺度が開発されていますので，それらを活用して診断の裏付けを行ったりもします。また，神経学的な診察や必要な検査があればそれも行います。

「子どもは小さな大人ではない」と言われるように，特に幼児は大人とは異なり発達途上で変動や個人差も大きく，幼児ならではの特徴がたくさんあります。そのため，相談されている内容が，**この年齢の子にとって本当に問題となる行動（年齢相応の行動から明らかに逸脱した行動）と言えるかどうか**についても，子どもの年齢や知能発達検査の結果などと照らし合わせながら診断を行います。

また，**子どもの発達支援の基本はつねに子ども本人の立場に立ち，子ども自身の問題（悩み）を解決することである**と思いますので，問題となる行動を起こしているときの子どもの気持ちを想像し，その子にとってその行動の意味は何かを考えていきます。特に，**問題行動が起きない場面や好ましい行動がみられる場面があれば，そこには子どもがうまくやっていくためのヒントが隠されていることが多いです**。例えば，絵本の読み聞かせをしているときは気が散るのにお絵描きをしているときは集中しているという子がいたと

したら，その子は長い話を聞くのが苦手なので読み聞かせのときは集中が切れてしまうけれど，得意なお絵描きのときは集中できているのかもしれません。であれば，読み聞かせのときにもっと絵に注目を促したり読み手の先生がアクションを大きくしたりして視覚的にも絵本を楽しめるようにしてあげるとよいでしょう。そして，もし知能発達検査などで言語面での弱さが確認できれば，この仮説が当たっている可能性が高まります。

このように，**様々な場面での様子観察や多くの情報を通して，自ら語ってくれない子どもの気持ちを探り，その行動の意味を推理していく**ことが幼児期の発達診断の醍醐味であると言えるでしょう。

- 幼児の発達診察は行動観察が中心で，特に視線の動きに注目することが大切
- 診察は診察室以外にも，施設に来てから帰るまでの間のいたるところで行われている
- つねに子ども本人の立場に立ち，子ども自身の問題（悩み）を解決することが発達支援の基本
- 問題行動が起きない場面や好ましい行動がみられる場面に，子どもがうまくやっていくためのヒントが隠されていることが多い

5 診断

(1) 発達障害の診断をするとき

発達障害の診断は何のためにあるのかというと，**その特性を持つ子どもの生活を守るため**です。特性に対する周囲の理解を得られなかったり必要な工夫や配慮が受けられなかったりすることで，その子が本来の力を発揮できなかったり心身の健康維持や安定した生活を送ることに支障をきたすことがないようにしていくためです。したがって，**対象となる子どもの特徴と生活の中での困りごとを把握し，その子に対する理解と対応の工夫を考えていくうえで外すことのできない重要な発達特性が見つかった場合**に，発達障害の診

断が下されます。

(2) 幼児の発達診断の難しさ

　特に低年齢児の場合，子ども自身が「自分は困っている」と訴えることは少ないです。しかし，子ども自身が「困っている」と言わなくても，癇癪や泣くことが頻発していたり周囲から注意・叱責をされたりすることが多ければ，それは子どもが困っているサインだと考えられます。有名な言葉に「**"困った子"は"困っている子"**」というものがあります。周囲の人たちが「困った子だ」と言うことがあるとすれば，それはその子ども本人が何らかの理由で調子を崩しうまくいっておらず（つまり，子ども本人が困っていて），その困っている子どもの言動に振り回されてしまう周囲が困っているという状況を意味するということです。

　また，子どもが生活している場が家庭だけであったり，つねに自由に過ごせる場であったりすると大きなトラブルや問題は生じにくく，**"（今は）特に困っていない状態"**であることもあります。発達障害は，それぞれの診断基準に合う特性が認められ，さらにそれによって生活に支障が生じるときに診断されますが，幼児などでは生活範囲が限定され，保護者など周囲からの配慮を受けて生活しているので，現時点では支障が出ていないこともあるのです。しかし，就園や就学など子どもの生活は年代ごとに変化し，そこで必然的に要求される能力もあるのが現実です。したがって，**現時点での困りごとだけでなく，近い将来の集団生活（例えば，来年度から就園や就学をするなど）を想定したときに，支援の必要性（困難の発生確率）が高いことが予測される状態**であれば，診断されることもあると思います。

　しかし，子どもは成長とともに様々な能力を身につけ変化していきます。特に年齢が小さければ小さいほど，個人差も大きく成長や経験による変化の幅も広い傾向があります。そのため**低年齢児の場合，成長や経験に伴いその特性による困難の程度が変わる**こともあります。つまり，障害特性が強く典型的な特徴が多い子はワンポイントで診断までたどり着くこともできますが，そうでない場合は**成長発達の経過を追跡しないとわからないこともある**ので

す。

　発達障害は早期発見・早期支援が大切であると言われていますが，**早期に
なればなるほど診断の不確実さが増し，将来の予測が難しくなっていく**とい
うジレンマが生じます。このような背景もあることから，特に低年齢児の診
断について慎重になる医師は少なくありません。

（3）「様子を見ましょう」の意味

　発達障害特性の程度が軽度であったり，成長の変化や対応の工夫によって
問題が比較的早く改善できたりする可能性があると，医師からは**「様子を見
ましょう」**と言われることがあるかもしれません。しかし，これは何もせず
本当にただ様子を見るという意味ではありません。**色々な可能性を考えて，
今しばらく（はっきりしてくるまで）子どもの診察を継続する**という意味な
のだと思います。したがって，**これからしばらくの間にやるべきことやして
おくとよいと思われることは何か，次はどの時期にどのようなことを確認す
るのか，そのための受診や相談をどのようにすればよいのか**など，その後の
計画や目安などについて医師は保護者に丁寧に説明する必要があるし，保護
者のほうもそれについて確かめていくようにするとよいと思います。

　一方，現在の福祉制度や本格的な発達障害支援対策は診断のもとに実施さ
れることが多く，**診断が曖昧なままだとそのような支援の開始が遅れてしま
う**ことも危惧されます。最近では発達障害の診断がつきそうだけれど確実に
そうだとは言えないような子に，「グレーゾーン」や「境界域」であるとか「〇〇
傾向がある」という言い方がされたりすることもあります。しかし，曖昧さ
が残る名称だと，保護者や関係者の理解がかえって得られにくくなったり支
援の対象から外れてしまったりするおそれもあります。

　支援が必要と思われる子にはそれができるように診断を早く定めたいが，
様々な可能性がありうる時点では軽々しく診断するのもはばかられる──こ
のように幼児期の子どもの発達障害診断をする医師は，**診断の確実性とその
子に必要な支援展開の狭間に立ち葛藤する**ことも少なくありません。

（4）発達診断の課題

　現在の発達障害の診断の多くは，それぞれの診断基準にあてはまる行動特徴が対象となる子どもの行動の中にどれくらい認められるのかを判断して行います。そして，その際にどうしても医師の主観の影響を完全に排除することができません。そのため，**発達障害の診断については医師によって診断の時期や内容が異なる**こともありえます。

　先述のように近年では，診断の補助ツールとなる様々な評価尺度がありますので，それらを活用することで，診断の精度を向上させることが可能になります。ただ，それぞれの評価尺度を正しく使いこなすためには，講習や研修を受け実践経験を積む必要があります。海外のもので正式な日本版がないものがあったり，使用資格を取るのが大変難しかったりするものもあります。そして，どの評価尺度も，「最終的な診断には，発達障害診療の知識・経験がある医師の直接的な診断が重要である」と但し書きがついていることが多いです。現状では，やはり研鑽を積んだ医師の"診断の目"が重要視されており，医師は自分自身の知識と診断技能を磨き続ける努力をしないといけないのだと思います。

　一方，発達障害の生物学的メカニズムを解明し，血液検査や画像検査の結果で発達障害そのものを診断することを目指した研究も盛んに行われています。しかし，現時点では一般に普及させられる確実な検査はありません。また，第Ⅰ章で述べたように障害の本質は個人的素因と環境要因との関係性の間に存在することを考えると，**検査結果の解釈は慎重に行うべきであり，差別を助長することにならないように注意する**必要があると思います。

- 発達障害の診断はその特性を持つ子どもの生活を守るためにある
- 幼児の発達診断は，早期であるほど不確実性が増し，将来の予測が難しい

- ●医師から「様子を見ましょう」と言われたら聞くとよいこと
  - ・これからしばらくの間にやるべきことやしておくとよいことは何か
  - ・次はどの時期にどのようなことを確認するのか
  - ・そのための受診や相談をどのようにすればよいのか

保護者への説明を行うときに

●診断や方針を伝えるときの配慮

　子どもについての診断や方針が決まると，次はそのことについて保護者に説明する必要があります。ただ，保護者が子どもとともに受診するきっかけや受診するまでの気持ちは様々で，発達障害に関する知識や受け入れ方も千差万別です。そのため，診断や方針を説明する際には，保護者の心理状態，子どもの特性への気づき具合とそれに対する心配の度合い，発達障害に関する知識，診断告知に対する心の準備状態や告げられた後の反応などを探りながら，それぞれの方に合った説明ができるように細心の注意を払っています。

　子どもの発達障害の診断は，保護者にとって非常に大きな影響を与えると思います。特に，保護者自身が精神疾患や発達障害を持っていたり次子の出産を控えていたりするときなどには，それらへの影響にも配慮しながら説明を行います。

　また，具体的な支援内容や対応方法などについても，実際の生活場面でできることを伝えなければ意味がありません。家族状況や生活状況によって，できることとできないことがあります。支援による負担が新たな問題の引き金になることもありますので，予診で詳しく聞いた子どもの生活環境の情報などを意識しながら，現実的で実践的な支援や対応についてお伝えするようにしています。保護者がもうすぐ育休明けで仕事復帰を予定されていたり，子ども本人の就園や就学はもちろん，きょうだいが受験や進学を控えていたり，転居の予定があったりするなど，それぞれの家庭によって生活状況の変化が予定されていることもあるので，それらに応じて支援計画を検討し提案していきます。その際には，地域における社会資源や福祉サービスの制度を活用することもあるので，医師はそれらに関する最新の情報を普段から収集しておく必要もあります。

初診 ◆ 第II章

　発達障害の診断やその支援に関しては一般的にはあまりなじみのない用語が多いので，保護者に説明する際には，できるだけ平易な表現や一般的になじみのある言葉を使用することが大切です。また，初診時や診断名を伝えられたときの保護者の心理状態は，非常に緊張していたり動揺していたりするので，後で思い出せるように紙に書いてお渡しするのがよいと思います。そのような資料があると，診察の場に来られなかった他の家族や関係者にも情報を伝えることができます。よく説明する内容については，あらかじめ説明用の資料を作成し準備しておくのもよいです。

　診断の説明はできるだけ落ち着いた雰囲気で，明確にわかりやすく伝える必要があります。実際の子どもの様子や特徴と照らし合わせながら，診断の根拠をしっかり説明していくことが大切です。また，これからどのようなことをしていけばよいのか，どのようなことが目標となるのか，そしてどのようになっていくことが予想されるのかなど，保護者からの様々な質問や不安に真摯に答え話し合っていくことが求められます。できれば，説明を聞いた保護者にとって少しでも前向きになるような表現や説明をしていくことも望まれます。

　発達障害の診断はその親子の人生を一変させるほどのインパクトを持つものであり，今後の方針はその親子の新たなる人生の第一歩を踏み出すスタートとなるのですから，それらを説明する際には，ひたすら誠実に臨むことが大切であると思います。

●診断を聞いた後の保護者の気持ち

　実際に医師から説明されても，すべての保護者が子どもの診断をスムーズに了解されるとは限りません。たとえ，受診前から色々調べて心の準備をしていたとしても，やはり子どもに対して発達障害の診断を告げられるということは，保護者にとって心理的に大きな負担がかかることだと思います。だから，受診した（診断を告げられた）後の保護者にとってはその後の周囲の支えが必要です。ご家族やご親族をはじめ幼稚園・保育園の先生方の寄り添いやサポートが非常に大切で，それによって立ち直りしっかりされていく方も大変多いです。

　発達障害のある子どもの保護者の心理変化については様々な説があります。例えば，「最初はショックを受け否定したい気持ちが強くなり，嘆き悲しんだり怒りの感情を抱いたりする時期があるが，やがて気持ちが落ち着き現実

を受け入れながら再起していく」という心理変化のパターンは代表的なモデルとしてよく知られています。しかし，このような心理変化がどのくらいの長さになるのかは人によって違いますし，1回で終わりではなく，子どもの成長や生活の変化に伴って繰り返されることもあるかもしれません。

　長期的な継続診察をしていくと，保護者の気持ちや子どもの発達障害に対する理解や考えが何度も揺れ動くことをよく経験します。最初は診断について納得されたように見えても，しばらくたつと否定したり違う診断だと主張したりすることもあります。同様に子どもに対する指導や対応の仕方も揺れ動くことはよくあります。しかし多くの方は，子どもとともに生活を送り子どもの成長を見守っていくうちに，次第に気持ちや考えのブレがなくなり，その子の保護者として堂々とされていきます。その様子は，**まるで螺旋階段を上るように，先に進んだり過去と同じような状態に戻ったりすることを繰り返しながらも，一歩一歩上に向かっていくイメージ**です。

　しかし，保護者が本当の意味で受容できるようになるためには数年，数十年あるいは一生をかける必要があるのかもしれません。したがって，医療者や支援者は再診や支援の継続を通して，保護者が子どもの特性を理解し，その子の保護者として成長していくことを援助する必要があると思います。

名作から学ぶ
発達障害児支援のヒント

『みにくいアヒルの子』から学ぶ
"保護者への支援の心得"

みなさんは，アンデルセン童話の『みにくいアヒルの子』を知っていますか。

> あるアヒルのお母さんは子どもたちを愛情深く育てていましたが，その子どもたちの中に1羽だけあきらかに他のきょうだいとは違う雛がいました。周りのアヒルたちはその雛を「みにくい子」だと批判し，いじわるをしたりのけ者にしたりしました。そしてついにお母さんアヒルは「あの子はどこかに行ってしまったほうがよいのでは……」と口にしてしまいます。それを聞いたその雛は一人で旅に出ます。様々な苦難を乗り越えて成長していくうちに，その雛は自分が本当は何者だったのかを知ることになります。そして，本当の仲間と出会い一緒に大空に向かって力強く飛び立っていくのです。

"みにくいアヒルの子"にとってこの話の結末は，それまでの苦労が報われたものではありますが，お母さんアヒルにとってはどうなのでしょうか。おそらくお母さんアヒルは，たとえその子が何であったとしても元気に成長していく姿を見たかったのではないでしょうか。しかし，残念ながらこの話のアヒルの社会は，自分たちとは違うという理由で主人公の雛を批判し排他的に扱ってしまいました。そしてそのような状況の中で，お母さんアヒルはその子の味方でいることに自信をなくし，見放すような言葉をつい口にしてしまったため，その子が立派に成長する姿を見る機会を失ってしまったのです。

もし，お母さんアヒルとともにその子を温かく見守り育ててくれる仲間がいれば，その子のよいところを認めてくれる味方がいれば，仲間の一人としてともに過ごそうと皆に呼びかけてくれる勇気ある者がいれば，この物語の結末は違っていたのではないでしょうか。

そしてこの話は，発達障害のある子どもの保護者への支援において大切なことを私たちに教えてくれていると思います。私たちは，決してこの話のアヒルの社会のようであってはならないと思います。子育ての仲間や味方の存在によって保護者が落ち着いて子育てができると，子どももしっかり元気に育っていくことができます。そして，それが何よりも大切な保護者支援なのではないだろうかと思います。

> ケースレポート

それぞれの検査や診察室の様子

> Aさんの場合

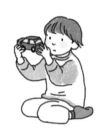

●診察室にて

　Aさんは待合室の中を歩き回っていました。Aさんはときどき天井を見ながらクルクルその場で回ったり，壁つたいに端から端まで行ったり来たりしました。

　名前を呼ばれて診察室に入ると，お医者さんと思われる人が「こんにちは。Aさん，ここに座ってね」と声をかけましたが，Aさんはそれを無視して診察机の上に置いてあったミニカーに駆け寄りパッと手を伸ばしてつかみ取りました。そして，そこにいたお医者さんを身体で押しのけると，机の上でミニカーを動かしながら立ったままそれを横から眺め始めました。お医者さんが「Aさん」と何回か声をかけますがAさんはミニカーに夢中なのかお医者さんを見ようとはしませんでした。

　「Aさんはミニカーが大好きなのですね」

　お医者さんはお母さんに向かって微笑みました。お医者さんはもう一度Aさんに声をかけ手を伸ばしましたが，Aさんはミニカーから視線を外さずお医者さんの手を払いのけてしまいました。

　お医者さんの後ろに立っていた女性スタッフが「Aさん，こちらで一緒に遊ぼう」と声をかけ，別のミニカーを持ってきてAさんの前に差し出しました。Aさんはそのミニカーに目を向けます。「他にも色々な車があるよ」と女性スタッフはAさんを誘い，Aさんもつられるようにその場を離れました。

●検査室にて

　知能発達検査をしてくれる女性のスタッフが，大きなカバンから穴のあいた箱を取り出しました。そして，鉛筆くらいの大きさの棒を取り出しました。するとそれまで室内をあてもなく歩き回っていたAさんは，パッと駆け寄りその棒を取ろうとしました。

　お母さんは慌ててAさんを止めようとしましたが，女性スタッフはにっこり笑って「お母さん，大丈夫ですよ。色々気になることがあるかもしれませんが，まずは静かにAさんを見守ってあげてくださいね」と言いました。そして，「Aさん，これ，こうするのだよ」と言って棒を箱に空いた穴の中に入れました。そして，箱から棒を取り出して「はい，今度はAさんの番ね」と言って棒をAさんに渡しました。しかし，Aさんはもらった棒を横

にして自分の目の前でゆらゆらと上下に動かして眺めて、なかなか箱の穴の中に棒を入れようとはしませんでした。

その後も色々な道具が大きなカバンから出てきて、女性スタッフはAさんに色々なことをするよう言いましたが、Aさんは気まぐれに応じるだけで、どちらかというと指示を無視して道具で遊んでいることが多い様子でした。それに、質問の途中でも急にその場から離れて壁を触りにいくこともあり、始終落ち着きがありませんでした。Aさんは道具が片付けられると大声をあげて怒りますが、次の道具が出てくるとさっと治まり女性スタッフからその道具を奪い取ろうとすることが何度もありました。

女性スタッフは怒ることもなくにこやかでしたが、Aさんと上手に駆け引きをしながら淡々と検査を進めていきました。

Bさんの場合

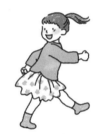

●診察室にて

診察室に入ると、お医者さんが「Bさん、ここに座ってね」と自分の前にある椅子にBさんを招きました。Bさんは室内を見渡しながら椅子に向かいました。そして棚の中の玩具を見つけると立ち止まり、「玩具がいっぱいあるね」とお母さんに話しかけました。お母さんに促されて、ようやくBさんは椅子に座りました。

お医者さんがBさんに保育園のことなどを尋ねましたが、Bさんは机の上に置いてあるミニカーが気になるようで、よそ見しながら答えたり、たびたび「えっ、何だっけ？」と聞き直したりしました。

Bさんは回転する丸椅子の上で姿勢を何度も変えてゴソゴソしていました。次第にその動きが大きくなり、ついにクルッと一回転してしまいました。

お医者さんはBさんと話をした後、玩具を出して遊んだり、自分の動作の真似をBさんにさせたり片脚立ちを一緒にやったりしました。なんだかBさんと遊んでいるように見えましたが、あとでお母さんは、これらはすべて診察だったのだとわかりました。

お医者さんは「色々つきあってくれてありがとう。あとはお母さんとお話するからBさんはあちらで遊んで待っていてね」とカーペットの敷いてあるスペースを指しました。

Bさんは弾かれるように椅子から立ち上がりました。そして、Bさんは女性スタッフと色々な遊びをしました。ままごとを一緒に楽しんでいましたが、隣にあるパズルも気になって手を伸ばしました。しかし、女性スタッフが待っていることに気がつくと慌ててままごと遊びを再開しました。部屋にある様々な玩具に目移りして、とにかくBさんは忙しそうでした。

●検査室にて

　Bさんは始終ご機嫌で検査に取り組みました。しかし，聞かれたこと以外のこともたくさんしゃべりました。話しているうちに元の質問が何であったのか忘れてしまうこともありました。Bさんは道具が出てくるたびに思わず手が伸びそうになりましたが，検査をしていた男性スタッフは毎回落ち着いた口調で「手はお膝の上に置いて待っていてね」と言い，Bさんはそのつど両手を膝の上に置いて待ちました。その後もBさんは，指示や説明を最後まで聞かずに回答を始めたり，うっかりしたミスを繰り返したりしました。そして，紙に丸や三角の形を描く課題のときは，勢いよく描くため線がはみ出てしまい，何度も描き直すことがありました。

　開始して15分ほど経ったころから，Bさんは「疲れた」と言ったり机の上に頬杖をついたりするようになってきました。そして，課題の最中に突然Bさんは顔をあげ，「ヘリコプターの音がする」と言って窓のほうを見ました。確かに遠くでヘリコプターの音がしています。男性スタッフは「さあ，続きをやってね」とBさんにやりかけの作業の先を促しました。いったんは腰を浮かしていたBさんでしたが，促しに従って再び課題に取り組みました。

　男性スタッフが「はい。これで検査は終了です。お疲れ様でした」といって小さく拍手すると，Bさんは嬉しそうな顔をして，「もう遊んでいい？」と男性スタッフに尋ねましたが，すでに身体は椅子を離れ部屋の隅に置いてあった玩具のほうに向かっていました。

Cさんの場合

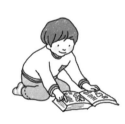

●診察室にて

　Cさんとお母さんは二人で療育センターにやって来ました。幼稚園の先生から一緒に行くことを提案されましたが，お母さんはまずは本人と二人で行くことに決めました。

　Cさんは診察室に入ったとたん，「ヘラクレスオオカブト！」と叫んでお母さんから離れて部屋の奥の壁に駆け寄っていきました。そこには折り紙で作った虫が貼ってありました。

　「Cさん，こんにちは。ここの椅子に座ってね」と反対側に座っていた，お医者さんと思われる人がCさんに声をかけましたが，Cさんはそれには反応せず折り紙の虫をじっと見つめ続けています。

　名前を何回か呼ばれると，Cさんはハッとしたように振り返り「これ取って」と折り紙の虫を指差しました。お医者さんは「ごめんね。それ取れないんだ」と謝りつつ，「Cさん，後でゆっくり見られるから今はこの椅子に座ってくれるかな」と言って手招きしました。Cさんは少し名残惜しそうにしながらその場を離れ椅子に座りました。

お医者さんはCさんに年齢や幼稚園のクラス名などを尋ね，Cさんもそれにテキパキと答えました。しかし，お医者さんに「幼稚園はどうですか？」と聞かれると，Cさんは少し戸惑った様子になり，「どうです」と答えました。そして，うまく答えられず気まずくなったのか，Cさんは席を立って先ほどの折り紙の虫のほうに行ってしまいました。Cさんはそのままそばにあったパズルを見つけ，お医者さんの呼びかけを無視して遊び始めてしまいました。

●検査室にて

Cさんは知能発達検査に対して興味津々でした。検査をする療育センターの男性スタッフが着席を促すと，Cさんはさっと椅子に座り姿勢を正しました。

男性スタッフは黒いカバンから絵が描かれたカードの束を取り出しました。そのカードに描かれた絵の名前をCさんはテキパキ回答していきます。しかし，しばらくするとCさんは男性スタッフの質問や指示を無視して自分のやりたいように道具を使って遊ぶようになったのです。本当はわかりそうな質問にも「わかんな～い」と考えることなくすぐ言うこともあります。さらに，回答のかわりに自分で考えた質問を男性スタッフに問い返すようにもなりました。

穴のあいた小さな球に紐を通して数珠のような物を作る課題のときは，手本を無視して自分の好きなように作り始めたものの，紐を上手に穴に通せず球をこぼしてしまいました。するとCさんは「やめた」と言って席を離れて部屋の隅で床にゴロンと横になってしまいました。

その後のCさんは，検査道具に興味を持ったときは椅子に戻り取り組むけれど，興味がないと離席して床に寝転がって遊ぶようになっていきました。そのようなCさんの様子にお母さんは唖然としてしまいました。

Dさんの場合

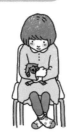

●診察室にて

Dさんはお母さんとお父さんと一緒に療育センターにやってきました。Dさんは両親の後ろに隠れながら診察室に入りました。Dさんの手にはお気に入りの犬のぬいぐるみがしっかりと握られています。そのぬいぐるみは，Dさんが昔からよく持って歩くので今は手垢で少し黒ずんでいました。

お医者さんと思われる人が着席を勧めてもDさんは固まって動きませんでした。両親に促されてDさんはゆっくり椅子に座りました。お医者さんが話しかけてもDさんは答えず，ときどきお医者さんをチラリと見るものの下を向いたり横を向いたりして落ち着かない様子でした。お医者さんは，そんなDさんの様子を見ると，「今

からお母さんやお父さんと話をするので，Dさんはカーペットが敷いてあるスペースで遊んでいてね」とDさんに伝えましたが，Dさんは両親のそばでモジモジしていました。するとお医者さんは「お母さんたちのそばにいたいかな」とニッコリ笑って，「遊びたくなったら遊んでね」と言いました。

お医者さんは両親とこれまでのDさんの発達の様子などについて話を始めました。Dさんはしばらくの間座ってぬいぐるみをいじっていましたが，そのうちソロリと椅子を離れ棚に並んだ玩具のほうに近づいていきました。女性スタッフがそっと近寄って「これはね，こうするのだよ」と言いながら玩具の扱い方を実演してみせました。Dさんもそれをまねして玩具を触りました。女性スタッフはままごとセットを出しました。Dさんは差し出された玩具の包丁をおずおずと手に取って，玩具の食材を切りました。「お鍋に入れて調理しよう」と女性スタッフは，Dさんが切った玩具の食材をお鍋に入れてかき混ぜ始めました。「他にも切ったらちょうだいね」と女性スタッフはDさんに言いました。言葉は一言も発しないけれど，少しずつDさんは女性スタッフとの遊びに夢中になっていきました。いつの間にか犬のぬいぐるみはDさんの手を離れ床に寝転んでいました。

●検査室にて

検査をしてくれる女性スタッフが「Dさん，ここに座ってね」と目の前の椅子にDさんを招きましたが，Dさんは動こうとはしませんでした。その様子を見て女性スタッフは「じゃあ，お母さんかお父さんと一緒に座ろうか」と言って，結局，両親の間に挟まれた形でDさんは椅子に座ることができました。

最初は積み木を積んだり女性スタッフが作ったものと同じものを作ったりしました。しばらくはDさんが言葉を発しなくても済む課題が続きました。最初，Dさんはおずおずと躊躇しながら取り組んでいましたが，次第に指示されるとすぐにできるようになりました。

女性スタッフは様々な絵が描いてある用紙をDさんたちの前に出し，「指を差して答えてね」と言って描かれた物の名前を言いました。Dさんは言われた名前の物の絵を指差していきます。Dさんは段々慣れてきたのか，表情がいくぶんほぐれてきた様子でした。次に女性スタッフは，「これは何か答えてね」と言うと絵の描かれたカードをDさんに見せました。するとDさんはその絵に描かれた物の名前を答えました。とても小さな声でしたが，確かに声を出して答えました。女性スタッフは淡々と課題をこなしていきました。Dさんはその後も言葉で答えることがありましたが，説明を求められたり自分の目や口を指差すように言われたりしたときはうつむいてできませんでした。

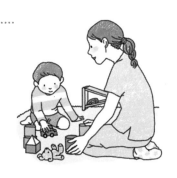

第III章 主な発達障害（神経発達症）

　この章では，幼児期の発達診療において知っておきたい代表的な発達障害について説明します。ただし，最近の国際的診断基準において発達障害は神経発達症と呼ばれるようになりました。発達障害については，今でもその名称や診断基準が改訂され続けていて，今後も変わっていく可能性がありますので注意が必要です。本章では，それぞれの発達障害の特徴をイメージしていただくために，筆者の経験を通して実際の臨床場面で見られる具体的な様子などを中心に説明します。それぞれの発達障害特性の理解を深める一助にしていただけますと幸いです。

1 知的発達症（IDD）

(1) 知的発達症とは

　知的発達症いわゆる**知的発達障害（Intellectual Developmental Disorder: IDD）**は，以前は「精神発達遅滞（Mental Retardation）」とも呼ばれていました。IDDは，**全般的知能の発達（知的発達）に遅れが認められ，それによって生活の支障（困難）が小児期から認められる**ことで診断されます。知的発達の遅れの有無は，標準化された知能検査によって得られた知能指数（IQ）などによって確かめられます。

　ただし，知能検査の実施が難しい低年齢児などの場合は，運動発達も含めた全体的な発達を評価する発達検査によって発達全体の状態を調べます。それによって発達指数（DQ）を算出し，判断の目安としています。ただしこの場合，知的発達（知能）を測定していないので厳密には**「全般的発達遅延」**

や「精神運動発達遅滞」と呼ばれることもあります。

また，これまではIDDの重症度分類の目安としてIQ値が参考にされていましたが，現在では，IDDの診断や重症度分類はIQ値だけで機械的に決めるのではなく，生活適応状況の評価をしっかり行って総合的に判断しなければならないと言われています。

なお，後述する**自閉スペクトラム症**や**注意欠如多動症**など他の発達障害の診断の際には，IDDの影響を考慮したうえで判断しないといけません。

IDDは，何らかの身体疾患や先天症候群によるもの（**二次性のIDD**）と，そのような原因となる疾患や症候群が認められないもの（**特発性のIDD**）とがあります。IDDを発生させる身体疾患としては，重症のてんかん，脳奇形，福山型先天性筋ジストロフィや筋緊張性筋ジストロフィ，甲状腺機能低下症などの内分泌疾患，ガラクトース血症やフェニルケトン尿症などの代謝異常症など様々なものがあります。これらの場合は，それぞれの治療を早期から行うことが大切であり，特にIDDの原因となる内分泌疾患や代謝異常症などは，新生児マススクリーニング検査を出生直後に行って，その存在の有無をチェックされています。また，先天症候群としてはダウン症候群，脆弱X症候群，プラダー・ウィリー症候群，ウィリアムズ症候群などがあります。

(2) IDDの程度と診断の時期

IDDは，その程度によって診断されやすい時期が異なります。中等度や重度のIDDは，言葉や運動の遅れなどにより乳幼児健診で気づかれたり，幼稚園・保育園生活でもその困難が目立ち診断されたりすることが多いです。

一方，軽度のIDDはそれらの問題が顕著でなく，なんとなく気になる子だと思われていたものの，そのまま年齢を重ねていくことも少なくありません。周囲のサポートに恵まれたり，特性による困難が目立ちにくい生活を送れたり，得意なもので生活を立てられる子は，診断を受ける機会がなく大人になっていくこともあります。

しかし，小学校の中学年ごろから学習の困難が目立ち始め複雑な人間関係がこなせなくなり，精神的な悩みを抱え込んだり行動上の問題が生じやすく

なったりしていくことも多いです。特に，おとなしくまじめな性格の子であると，本人としては大変な苦労をしているのに周囲からの評価は高く，（悪気なく）さらなる負担をかけられてしまうこともあり注意が必要です。軽度のIDDは，不登校や精神疾患などの発症がきっかけで病院などに受診したり，中学３年生になり学業不振のため進路選択に困ってはじめて気がつかれたりすることもあります。様々な対応が後手にまわってしまいやすいため，軽度だからと言って決して侮ってはいけない（**むしろ，軽度だからこそ気をつけなければならない**）というのが筆者の印象です。

（3）IDDのある子への対応や支援

IDDのある子への支援の基本は，**その子の知的発達年齢に相応したわかりやすい指導を行ったり，実年齢相応の課題遂行や生活の困難を補助したりする**ことになります。実年齢に対応した一斉指導による授業では，IDDの子にとってわかりにくいうえにペースが速すぎることで負担がかかる可能性があるので，学校においては知的発達に相応した教育を行うために**特別支援学級**や**特別支援学校**の利用を勧められることもあります。

また，日本ではIDDのある子への福祉の増進を目的とした**療育手帳制度**があります。療育手帳は，各都道府県および指定都市における様々な福祉制度や福祉サービスを活用するための証明書になります。しかし，この制度は法制化されたものではないため療育手帳の判定方法や判定基準，障害等級の基準，受けられるサービス内容さらには手帳の名称も各自治体によって異なります。つまり転居によって住む場所が変わると，受けられる福祉支援が変わってしまうことがあるのです。このような，住む場所による支援のバラつきは大きな問題となっており，一刻も早い療育手帳の判定・交付基準の全国統一化が求められています。

（4）知的発達に関するその他の問題

なお，知的発達が明らかに遅れているとは言えないが標準よりは低い状態（IQ値がおおよそ71〜85［ときに80］）の子は「**境界知能（知的境界域）**」

表Ⅲ-1　ピアジェの認知発達段階

①感覚運動期（0～2歳ごろ）
- 見る・触るなど自分の感覚や運動によって，周囲の環境を認知し，適応していく段階。
- この時期の前半では，"知覚できないものはないもの"と捉えられ，目前にある物が隠されたりするとその存在を忘れてしまったかのようにふるまうが，後半になると目の前から消えた物を探そうとするようになる。

②前操作期（2～7歳ごろ）
- 目前になくても物のイメージを思い浮かべ，それに基づいて描画や遊びができる段階。また，物事のとらえ方は直感的である。
- 言語を獲得し，それによって物事を考えられるようになるが，理論的な思考は難しく自己中心性が目立つ時期でもある。

③具体的操作期（7～11歳ごろ）
- 基本的な概念理解が進み，客観的・論理的な思考ができるようになる段階。ただし，抽象的な概念や仮定の話あるいは見えないものでも論理的に思考するのは難しく，具体的な事物で思考する傾向にある。
- 自分と他人とは見方・考え方が違うことがわかり，他人の立場にたって物事が考えられる。

④形式的操作期（11歳ごろ～）
- 抽象的な概念や仮定の話あるいは見えないものについても論理的な思考ができる段階。
- 言語や記号など形式上での思考や操作ができるようになり，「AならばB，BならばC，ということはAならばC」といった仮説演繹的思考などができる。

と言われることがあります。この「境界知能（知的境界域）」は軽度のIDDと類似した困難を生じやすいですが，発達障害の診断として認められないと支援が受けられなくなってしまい，しばしば問題となっています。しかし，先述のように近年ではIQ値にとらわれすぎず，**その子の知的発達と生活の困難（支障）の関係性を見極めてIDDの診断をする**ことが提唱され，支援が必要な子には柔軟に対応していくことが求められています。

　また，逆にIQ値が高ければ問題ないかというとそうではありません。IQ値が150（ときに130）以上の子を**「高IQ児」**と呼びます（**「ギフテッド」**や**「ジーニアス」**と呼ばれることもあります）。そのような子たちは，同年代の他児と興味や物事の理解度がかみ合わず，実年齢に見合った課題でも退屈になってしまうことがあります。先生がそのような子に対してさらに先に進んだ課題を提供してくれればよいのですが，クラスメートを一律に指導することにこだわる先生だと，子どもがそれに反発したり学校（授業）への意欲を失い不適応が生じたりすることがあります。友だち関係もうまくいかないと，さらに問題が大きくなっていきます。

海外では年齢にかかわらず学年を上げる"飛び級"制度を導入しているところもありますが，日本ではまだです。また，仮に学年を上げると今度はクラスメートたちとの間で実年齢の差ができるので，体力や身体的な面はもちろん許可される社会参加の可能範囲の差が生じ，やはり学校生活や対人交流が難しくなってしまうこともあるので注意が必要です。

(5) 子どもの知的発達のプロセス

子どもは生まれたときから大人と同じ感覚で物事をとらえ大人と同じ思考をするのではなく，発達段階に応じて徐々に大人に近づいていきます。そのような認知の違いを理解せず，大人の"感覚や常識"で見ると子どもの言動が不可解になってしまうことがあります。一方，お互いの認知の違いを理解せず，大人の"思考や価値観"で子どもを指導しようとしても，今度は子どものほうが不可解で応じられなくなってしまいます。そのため，私たち大人が子ども（特に幼児）を理解したり指導したりする際には，**その子の認知発達段階を理解し，それに適した対応をとる**ことが大切です。

子どもの認知発達段階については，スイスの心理学者**ピアジェ**の**認知発達理論**が有名です（表Ⅲ-1）。近年では，ピアジェの提唱したものより少し早い年齢でも，認知が進んだり方法を工夫すれば子どもも質問に正解できたりすることがわかってきました。しかし，子どもに適切な関わりや指導をするためには，自分の目の前にいる子が，現在どの発達段階にいるのかを確かめることが大切であることにはかわりがありません。

子どもと関わる人は，**子どもは"小さな大人"ではなく，"子ども"という大人とは異なる特性を持つ存在であるということを忘れてはならない**と思います。

- IDDの判定を受けると，申請により療育手帳が交付され，様々な福祉制度や福祉サービスを活用できる一方，判定・交付基準・サービスは自治体ごとに異なる
- IDDの支援は，その子の知的発達年齢相応のわかりやすい指導と，実年齢相応の課題遂行や生活の困難の補助が基本となる

② 自閉スペクトラム症（ASD）

（1）自閉スペクトラム症とは

　自閉スペクトラム症（Autism Spectrum Disorder: ASD）とは，昔からよく知られている自閉症という発達障害と共通する特性を持つ一群の名称です。米国精神医学会が作成した国際的な診断基準のひとつである*Diagnostic and Statistical Manual of Mental Disorders*（**DSM**）の第 4 版において，ASDは広汎性発達障害（Pervasive Developmental Disorder: PDD）と呼ばれ，さらに自閉性障害（自閉症），アスペルガー症候群などといった下位分類（タイプ分類）がありました。しかし，最新の第 5 版（**DSM-5**）では下位分類をなくし，ASDという診断名に統一されました。

　幼児期の発達障害診断においてASDの割合は多く重要なものですが，同じ診断名であっても色々なタイプが存在するため，ASDは難解だと言う方もいると思います。そのため本書では，ASDについて詳しく解説したいと思います。

（2）意思疎通の障害とは

　ASDの主な特徴として，**①意思疎通の障害**，**②対人相互反応の障害**，**③限定的で反復的な興味や行動様式**という 3 つが挙げられます。

　まず，**意思疎通の障害**（いわゆる**コミュニケーションの困難**）について説明します。人が意思疎通をする際に最もよく使うのが言葉ですので，代表的な特徴は言葉の遅れです。

　しかし，言葉の発達の問題については，量の問題（言葉が遅い，少ない）だけでなく，質の問題（言葉を上手に使いこなしていない）という点にも注意が必要です。例えば，一方的に自分の言いたいことしか話さない（いわゆる"言葉のキャッチボール"ができない）傾向や，質問に対する応答がかみ合わなかったり話題が勝手に変わってしまったりして，会話がチグハグになるのは意思疎通の質的な障害と考えられます。言われた言葉を反芻するオウム返し（**即時性エコラリア**）やテレビなどのセリフを思い出したかのように

反芻して言う**遅延性エコラリア**が多かったり長く続いたりするのも，言葉は言えるが会話としては成立しないという点において意思疎通の質的な障害と言えます。

　なお，私たちが意思疎通に用いるのは言葉だけではありません。**しぐさや表情，視線や言葉の強弱やイントネーション**などもコミュニケーションには大切ですが，ASDのある子はこれらの使用も乏しかったり不適切であったり（状況に合っていない）します。

　また言葉には，聞けばその言葉に対応するものや情景がパッとイメージできる"具体的な言葉"と，そのときの状況や話し手の真意によって意味が変わる"抽象的な言葉"とがあります。実はASDのある子は，具体的な言葉を憶えることは比較的得意ですが**抽象的な言葉は苦手**です。

　例えば，夕飯の準備をしているときに「遊ぼう」と誘ってきた子どもに対して，お母さんが「ちょっと，あっちで待っていてね」と答えたとします。そのときの「ちょっと」とはいったい何分何秒のことなのでしょうか？　また，「あっち」とはどこのことなのでしょうか？　ASDのある子はこのような状況に応じて理解しないといけない抽象的な言葉の理解が苦手になりやすいので，「ちょっと」が10秒くらいだと思えば，たとえお母さんがまだ準備の途中であったとしても10秒後に再び遊びに誘いにくるかもしれません。また，「あっち」の意味がわからずどこに行けばよいのか迷ってしまうかもしれません。他にも，遊んでいるASDの子に「ちゃんと話を聞いて」と言った場合，遊びをやめずただ耳を傾けているということがよくあります。「ちゃんと話を聞いて」と言う人にとっては，子どもが遊びをやめ自分のほうを向いて話を聞く姿勢をとるイメージがあり，それを子どもに求めているのですが，そのイメージは見ることもできないし，セリフにも明確に表現されていません。そのため，ASDのある子は比較的具体的な「聞いて」には応じられても抽象的な「ちゃんと」には応じられず，聞く姿勢はとらないが聞いているということがあるのです。このような抽象的な言葉は他にもたくさんあって，「しっかりする」「きちんとする」「いい子にする」「やさしくする」など日常生活において頻繁に使用されています。いずれもその場の状況や相

手の真意（イメージ）を察しないと理解できない言葉であり，ASDのある子にとっては難しい言葉なのです。

抽象的な言葉は質問にもよく使われます。「今日，保育園どうだった？」という質問の「どう」とは何か，「なぜそうなったの？」という質問の「なぜ」とは何かなど，回答の自由度が大きい，いわゆる"オープン・クエスチョン"と呼ばれる抽象的な質問はASDのある子にとって大変難しくなります。そしてついオウム返しをしてしまうか，「わからない」とか「忘れた」などと言ってごまかしてしまうのです。

また，ASDのある子は**概念的な言葉も苦手**であることが多いです。ですから，「鉛筆をください」と言うとさっとそれを渡すことができても，「書くものをください」と言うと鉛筆が見えていても何を渡すのか迷ってしまうことがあります。「書くもの」という共通する要素を持つ集合体を意味する概念的な言葉は具体的ではないのでわかりづらいのです。他にも概念的な言葉には，色や時に関する言葉（昨日，今日，明日など）なども含まれます。ASDのある子はこれらの言葉の理解や使い分けが苦手であることも少なくありません。

ときには「ママ」という言葉もASDのある子にとっては難しい概念的な言葉になることがあります。なぜなら，自分の母親も友だちの母親も「ママ」と呼ばれるし，お父さんが奥さんのことを「ママ」と呼ぶかもしれません。また，ママ（母親）は自分のママ（母親）のことを「バアバ」と呼んだりすることもあり，ASDのある子にとって「ママ」とはいったい誰（何）のことを言っているのか特定するのが難しくなってしまうことがあるからです。

もちろん，年齢によっては定型発達の子であってもこれらの抽象的あるいは概念的な言葉の理解は難しい時期がありますが，ASDのある子は語彙力が増えて知的な力があっても苦手な状態が続きます。

他にも**言葉の裏の意味**（冗談や皮肉など），**仮の話や比喩，省略された言葉**などはいずれもASDのある子にとって難しいものになります。例えば廊下を走っているASDの子に「人にぶつかるよ」と言っても，走ることをやめることにはつながらないかもしれません。それは，「……だから廊下は歩

こうね」という言葉が省略されていて，話し手の意図が言葉を介して伝えきれていないからです。

　このように，ASDのある子を指導するときは指導者のイメージや意図が明確に伝わるように，**できるだけ具体的な（話の内容や自分が求められている行動がイメージしやすい）言い方をしたり，手本を見せたり絵や目印など見てわかる手がかりを併用する**ことが大切になります。

　会話とは言葉を介してお互いのイメージを共有し発展させるものですが，そこでは言葉のみならず相手の表情，動作，口調や雰囲気など様々な情報を受け取っています。また，相手の話を理解するためには自分たちを取り巻くその場の状況，さらには時間的な流れ（その話に至る過去の出来事やその話の先にある未来の出来事）についても把握する必要があります（図Ⅲ-1）。しかし，ASDのある子は**広い視野による空間的・時間的な状況把握が困難**なため，会話の継続や発展が難しくなってしまうことが多くなります。

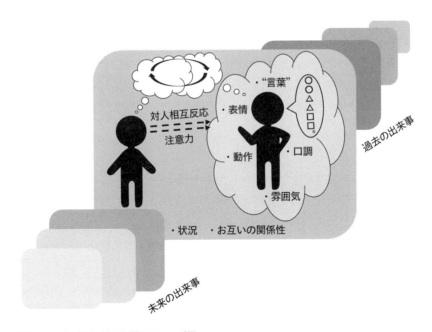

図Ⅲ-1　会話の継続と発展のイメージ図

そのため，ASDのある子は集団生活における一斉指示の理解も苦手になります。そもそも一斉指示の冒頭では「みなさん」といった呼びかけの言葉が使われますが，この「みなさん」は概念的な言葉なので，ASDのある子は自分も呼びかけられているということに気がつかず，指示を聞き逃していることもよくあります。また，一斉指示は一人ひとりに見合った具体的な内容ではなく，全体に共通して使える抽象的あるいは概念的な表現が多くなります。だからASDのある子は，**一斉指示は苦手ですが個別に指示をすれば応じられる子が多いです**。中には周囲の子たちの動きを見てそれを手本にして動く子もいますが，ワンテンポ遅れることになるし，手本にしてはいけないものまで手本にしてしまうことがあります。

　なお，会話と同様に，ASDのある子は相手とイメージを共有したり協働作業で発展させたりするような**"ごっこ遊び"が苦手**です。一人遊びが多く他児との交流を拒否する，いわゆる孤立型と呼ばれる姿はASDのある子の代表的な対人交流パターンです。しかし，一見他児と遊んでいるように見えるASDの子もいます。例えば，自分の記憶やイメージに忠実で相手の自由な発想や介入を拒み，相手に指示を出して遊ぶ一方向的な遊び（積極奇異型の対人交流パターン）や，逆に自発性に乏しく相手に従順になっている受身型の対人交流パターンもASDのある子にみられることが多いです。もちろん，成長や経験に伴って他者と対等で協働作業的な遊びができるようになるASDの子も少なくありませんが，それなりに気を遣うので遊んだ後は疲れやすいこともあるようです。

　また，このような背景を持つことから，特に幼児期のASDの子は**大人や年長児との遊びを好み同年他児との遊びに困難が生じやすい**のも特徴です。大人や年長児は自分に対して配慮し導いてくれることが多い安心できる相手ですが，同年他児は対等な立場でお互いに相手の真意や感情をくみとって遊ばないといけないため，ASDのある子にとってはかえって難しい相手になってしまうのだと思います。特に同年他児に慣れていない幼児期のASDの子は，必要以上に同年他児の接近を警戒して，逃げたり相手を攻撃（本人からすれば過剰防衛）してしまうこともあります。

（3）対人相互反応の障害とは

　さて，このような意思疎通の障害がなぜ生じるのかというと，ASDのある子には**対人相互反応の障害**（いわゆる**社会性の困難**）があるからだと考えられます。対人相互反応とは，人の言動に対して注意を向けその真意を把握するための反応であり，そのような注意の範囲が広がると周囲の状況を把握したり場の雰囲気を察したりすることにもなると考えられます。例えば，名前を呼ばれると呼んだ相手の顔を見る呼名反応も対人相互反応のひとつですが，ASDのある子は名前を呼ばれても無視（無反応）してしまうことがよくあります。

　また，ASDのある子は他者との気持ちの共有を図るために行われる指差しが少ないということも知られています。幼児のする指差しには様々な種類がありますが，対人相互反応の発達において重要なのは**"共同注視（三項関係）の指差し"**と呼ばれるものです。例えばお母さんと散歩中の子どもが犬を見つけたときに，お母さんにも気づいてほしくて犬を指差ししてアピールするしぐさです。このときに重要なのは視線です。共同注視（三項関係）の指差しは，自分の興味を相手に知らせて共有を図ろうとする際に用いる指差しですので，相手に自分の気持ちが伝わったかどうかが重要です。そのため，視線が興味のある物と興味を共有したい相手に交互に注がれ，相手の反応を確かめる動作が伴います。他者との共有を図らず興味のある物だけを見て指差しをするのは，自分一人だけで完結する別種の指差しなので区別が必要です。

　そして，相手の真意を探るという意味では，相手の目（視線など）は非常に重要な情報源です。人には他者が自分に関わってきたときは反射的に相手の目（視線）を見る反応がありますが，ASDのある子ではそのような**視線への反応が乏しい**ことがよくあります。ただし，注意すべきなのはASDのある子自身が意図的に他者（相手）の目を見てくることはあるということです。なお，大人に注意されるときに目をそらせるのは子どもにとって自然な反応なので，ASDのある子でなくてもみられます。ASDの診察においては，**共同注視や他者からの関わりに対する反応的な視線の動きが少なくないかどうか**をよく観察することが大変重要です。

実際の診察室でも，ASDのある子は玩具や時計やパソコンなど興味を持ったものに視線が釘づけになり，こちらが声をかけたり関わったりしても反応してくれない（こちらを見てくれない）ことがよくあります。ときにはこちらの存在を無視して机の上の物に手を伸ばして触ったり，着席を促してもそれを無視して室内を歩き回ったりすることもあります。幼稚園・保育園では，他児の使っている玩具などを黙って取ってしまうことがよくあります。玩具にしか注意が向いておらず，その使用者への注意がおろそかになってしまっているのだと思われます。

　このようにASDのある子の注意を払う範囲は狭く，かつ切り替えも悪いためか，ASDのある子は**周囲の状況や他者（相手）の状況を把握するのが苦手**になりやすく，（悪気なく）自分の興味や自分の思いだけに従った行動をとってしまうことがあります。

　また，不安・緊張を強く感じやすい性質のASDの子の場合は，初めての状況やいつもと違う状況になると困惑して固まってしまったり拒否してしまったりすることがありますが，これも周囲の状況把握が難しいため臨機応変に対応できないからなのかもしれません。

　これらのようなことは人に対しても同じで，**ASDの幼児は人見知りが非常に少ない場合と逆に極端に人見知りが強い場合**とがあります。

　ASDのある子は，先述のように周囲の状況把握が難しいため，場の雰囲気を読むことも苦手です。静かにしないといけない場面でも騒いだり，興味につられて親から一人離れて迷子になっていてもその危機的状況を気にせず平然としていたりすることがあります。その様は「マイペースだ」とか「マイワールドがある」などとよく言われます。また，集団行動を求められる場面でこのようなマイペースな行動が現れると「多動だ」と言われることもよくあります。

　一方で，ASDのある子は興味があること（好きなこと，得意なことなど）にはしっかり集中できます。むしろ過集中気味になって，呼んでも反応しないくらい没頭（熱中）したり，次の活動に切り替えることが困難になってしまったりすることもよくあります。こちらが介入しようとすると，「邪魔を

するな！」と言わんばかりに手を払いのけられたり噛みつかれそうになったりすることもあります。ASDのある子の行動はその子の興味の程度によって大きく変動し，興味（意欲）が低いものに対しては無関心であったり拒否的になったりして落ち着きがなくなりますが，興味（意欲）が高いものに対しては積極的で他者の介入を拒むくらい熱心に取り組み，ときには「○○博士」と呼ばれるくらいまで極めてしまうこともあります。

　ASDのある子の言語発達の特徴として，言葉全体が遅れるタイプがいる一方で，特定の分野の言葉はよく知っている**アンバランスな言語発達**をみせるタイプもいます。例えば，車の名前や好きなキャラクターの名前は言えるのに日常生活に使う言葉はあまり言えない（わからない）といったものです。これはおそらく，その子が興味を持った言葉だけが習得され，興味が向かない言葉や難しい抽象的な言葉や概念的な言葉の習得が遅れるためであろうと考えられます。

　ASDのある子は場面状況いわゆる“場の空気”を読むことが苦手ですので，それに伴って一見突拍子もない言動をしてしまうことがあります。見知らぬ人でもその人の身体的特徴や年齢などについて堂々と指摘や質問をしたり，街中で素行の悪い年上の人にも「そんなことしてはダメ！」と注意したりすることもあります。ASDのある子にとっては他意のない純粋な言動なのでしょうが，それがその後どのような展開を引き起こすリスクがあるのかという将来予測が難しいのかもしれません。

　また，ASDのある子は自分がしつこくなったり距離感が近すぎたりして相手が困惑したり敬遠したりしていても，それに気がつかず自分のやりたいことに夢中でやり続けてしまうことも多いです。

　もちろん，幼児期の定型発達の子でも場の雰囲気を読めていなかったり後先考えない言動や好きなことに夢中になったりする傾向はときどき見られます。しかし，ASDのある子は人一倍その傾向が強く，年齢が上がっても，あるいは知的発達が高くてもこのようなことがよくみられるので，周囲の人たちからすると，とても幼くわがままに見えてしまいます。

(4) 限定的で反復的な興味や行動様式とは

　これまで説明してきたように，ASDのある子を理解するうえで大変重要な特徴は自分の興味（好きなこと，やりたいこと，思いついたこと，気になったことなど）に注意（意識）が集まってしまい，それに気持ちや行動がひきつけられてしまう傾向が強いことではないかと筆者は考えています。そして，結果的に相手や状況への注意がおろそかになり，それによって相手や場面状況に合った行動がとれなかったり，そのような行動を学ぶ機会を失い続けたりして，ますます複雑な人間関係の調整などが困難になってしまうのではないかと思います。そしてその傾向は，3つ目の主な特徴である**限定的で反復的な興味や行動様式**にも影響を与えると思われます。この特徴の代表的な症状としては，**①独自のルールやパターンに固執しやすい傾向**，**②興味が物事の部分に集中しやすい傾向**，**③常同行動や反復的な言動や物の使用および遊びの傾向**があります。

　1つ目の**独自のルールやパターンに固執しやすい傾向**とは，何かを行うときの手順や方法がいつも必ず決まっていて変化や変更を拒絶する傾向です。例えば，どこかへ行くときの道順や何かを行うときの手順が決まっている，物を置くときの配置や片付け方に強いこだわりがあるなどが挙げられます。この傾向は，ASDのある子が先述のように周囲の状況や相手の真意がわかりづらく変化変更および新規場面に順応することが苦手であることに起因するのではないかと思います。つまり，ASDのある子にとっては自分が知っている，あるいは予想（イメージ）したとおりに物事が進行すれば安心していられるけれど，それとは違う事態が発生すると驚き混乱し不安が高まってしまうのではないかということです。だからいつも同じ順番や方法に固執し，それを強く求めてしまうのではないかと思います。そういう意味では，ASDのある子のこのようなこだわりは，**本人にとっては自分が落ち着いて生活するために必要なこと**なのでしょう。

　したがって，そのようなASDのある子のこだわりに対しては，やみくもに注意してやめさせようとするのではなく，**回数や場所などに制限（条件）をつけて本人や周囲の人たちの妥協点を探したり，代替方法を考えて段階的**

主な発達障害（神経発達症） ■ 第Ⅲ章

な離脱を図ったりするなどの考え方が必要になることもあります。また，ASDのある子のこだわりの背景には本人の困惑や不安があることも多いので，**予告や予習**が効果的であることもあります。ASDのある子の中には衣替えを拒否する子も多いですが，次のシーズンの服を早めに出して子どもに見せたり触れさせたりしておくと，いざその服を着させるときに抵抗が少なくなることがあります。

　2つ目の**興味が物事の部分に集中しやすい傾向**は，ASDのある子の遊びの様子によく見ることができます。例えばミニカーで遊ぶとき，ASD児はミニカー全体というよりタイヤの動きに注目して遊ぶことがよくあります。そのような子は，ミニカーをひっくり返してタイヤを回したり，自分が寝そべるなどして視線の高さを調整してタイヤの動きに見入ったりすることもあります。

　このように興味（注意）が物事の部分に集中しやすい傾向は，**ある出来事が起きたときに全体像を把握したり因果関係を把握したりすることが苦手で**あることにもつながります。

　例えば，自分がいたずらをしたことで怒った相手が自分を叩いたという場合でも，ASDのある子はその原因が自分のいたずら行為にあることを理解し反省するよりも，自分が叩かれたことだけを主張してしまうことがよくあります。本人にとっては，あくまで"自分が叩かれた"という出来事の一部分にしか注意が向いていないので，俯瞰的な視点に立って指導者が注意してもそれが理解できず，「誰も自分のことをわかってくれない」「みんなが僕をいじめる」と逆に腹を立ててしまうこともあります。

　そのような場合には，ASDの子とともに一連の出来事を一つずつの場面に分解して説明し，ASDの子の主張することにも丁寧に対応しつつ指導していくことが求められます。

　3つ目の**常同行動や反復的な言動や物の使用および遊びの傾向**とは，その場でクルクル回ったり室内をグルグル回ったりするなど，同じ動きを繰り返すことを好んでよくする傾向のことです。他にも身体を前後や左右に同じリズムで揺すったり，手指を目の前でヒラヒラさせたりするなど様々なものが

61

あります。このような常同行動はある種の反復する感覚に没頭する行動なので，"感覚遊び（感覚探求行動）"のひとつと言いかえることもできると思います。ただ，常同行動の中には自分を叩いたり壁や床に頭を繰り返し打ちつけるなどの，いわゆる自傷行為もあり，これらの常同行動は怪我をしないように防護したり発生の誘因を減らす工夫をしたりするなどの対処が必要になります。

　また，反復的な物の使用とは電灯のスイッチを何度もつけたり切ったりすることや，ドアを繰り返し開け閉めするというようなことを好んでよくする傾向です。

　なお，ASDのある子の感覚遊びには先述のような常同的なものの他にも，物を横目や至近距離で見たり，棒を揺らして眺めたり，玩具などを一列に並べたり高く積み上げたりするような行為もあります。これらの感覚遊びは定型発達の幼児にも多少は見られることがありますが，定型発達の子ではやがて他の興味や遊びに発展していくため，あくまで一時的であるのに対してASDのある子ではこのような遊びの頻度が多く年齢が上がっても続く傾向があります。

　このような感覚遊び自体は特に問題がなければ無理にやめさせる必要はありませんが，基本的に一人遊びですので，そればかりやっていると他者との交流が不足してしまう可能性もあります。そのため周囲の人が意図的に他者との交流をして遊ぶことを促すように働きかけ，一人遊びと対人交流の遊びとのバランスをとることが大切です。

(5) ASDの感覚・知覚の異常

　ASDには"感覚・知覚の異常"と呼ばれる特徴が生じやすいことが知られています。感覚・知覚の異常には，**感覚過敏，感覚鈍麻，感覚探求**があります。感覚探求についてはすでに説明しましたが，感覚過敏はある種の感覚的刺激に対して鋭敏に反応し，多くはそれらを嫌がることで発見されます。

　例えば，聴覚過敏があると他の人たちはさほど不快に感じないような音刺激を非常に不快に感じて，耳をふさいだり不穏になったりその場から逃げ出

したりすることがあります。ドライヤーや掃除機の音が苦痛だったりチャイムの音が耳に響いたりすると生活が落ち着いてできなくなる可能性があります。また，大勢の人がいてザワつくような場面や合唱や応援の声などが不快だと，集団活動に支障をきたす可能性もあります。感覚過敏は聴覚だけでなく触覚過敏（少しでも服が濡れるとパニックになってしまう，粘土や糊などの感触が不快など），味覚過敏や嗅覚過敏など様々です。ASDのある子はしばしばこうした**感覚過敏**による苦痛から逃れるために生活の中に様々なルールやルーティン行動を設けることがあり，これが先述の**"こだわり"**になることもあります。

　このような過敏性による苦痛は生理的な嫌悪感ですので，対応の基本は**その不快刺激を軽減してその子を防護する**ことになります。聴覚過敏には耳栓やイヤーマフ（耳当て）で音を軽減したり，触覚過敏には不快な生地の服を避けたり粘土や糊に直接触れなくても済むように工夫します。土や砂が足の裏につく感触が苦痛なので，組体操をするときに靴下を履かせてもらった子もいます。

　感覚の問題への対応には周囲の人たちの共感と理解が求められます。それらが得られなかったり根性で慣れさせようなどと強制的な指導をされたりすると，子どもの孤立感と反発心が高まり新たな問題（癇癪，多動，不登園など）が発生することもあります。

　しかし，生活していくうえではどうしても慣れないといけないような感覚刺激もあります。そのようなものについては，本人にもその必要性についてわかりやすく説明し，少しずつ段階的に慣れさせることもあります。また，その際には**本人にとって興味や意欲がわく他のことで気を紛らわせる工夫**も必要になります。

　なお，特に幼児では，経験的にその刺激に慣れていなかったりその正体がわからなかったりするために怖がり嫌がる様が，感覚過敏と誤解されることもあるので注意が必要です。雷などの突発的で大きな音や工事の音などを嫌がるといったものがそれにあたります。

　また，感覚過敏の傾向は本人の心理状態からの影響を受けることもありま

す。人はストレスを感じている状況や疲れている状態だと感覚が鋭敏になる（普段は気にならないような感覚刺激が気になってしまう）ことがあります。したがって，感覚過敏の症状が認められる子には，**その子の生活にストレスがかかっていないかどうかを確かめる**ことも大切です。その場合，感覚過敏への対応よりもストレスの解消こそが解決になるからです。

一方，ASDのある子には**感覚鈍麻**（ある種の感覚が鈍い）が認められることもあります。代表的なものとしては痛覚鈍麻があり，転んだり身体をどこかにぶつけたりしても痛みをあまり感じないことが特徴です。また，感覚鈍麻のある子は自分の体調の変化にも気づきにくく，高熱であっても元気にしていることもあります。このように感覚鈍麻は，怪我や体調不良の発見が遅れることになるので気をつける必要があります。他にも体の感覚が鈍いということで尿意や便意を感じるのが遅く，トイレに間に合わなかったり排泄の自立が遅れたりする可能性もあります。また，感情のコントロールには自分の感情の変化（それに伴う身体的な感覚の変化）に気づくことも大切ですが，ASDのある子はこの感覚（自己モニタリング）が鈍いため指導の際にはそこから教えていく必要があります。

なお，ASDのある子の場合，行きたいところに向かっている最中に何かにぶつかって痛い思いをしていても，痛みより行きたいところへの注意のほうが強いので痛みを訴えないということもありえます。他にも，あるASDの子が「痛みは感じるけど，痛いときになぜ泣くのかがわからない」と教えてくれたことがあります。実は痛いけどもそれを訴えて他者の援助を求めるという対人交流や社会的な意味理解が難しいため，痛みを訴えないASDの子もいるようです。

(6) 最新の診断基準における変更点

これまで述べてきたように，ASDの主な特徴には①意思疎通の障害，②対人相互反応の障害，③限定的で反復的な興味や行動様式がありますが，言語発達の遅れ（①意思疎通の障害）が軽微なタイプを以前はアスペルガー障害（アスペルガー症候群）と呼んでいました。また，①②③すべてがしっか

り認められるタイプを自閉性障害（自閉症）と呼んでいました。

しかし、"意思疎通の障害"と"対人相互反応の障害"は明確に区別するのが困難であることから、最新の診断基準のひとつであるDSM-5ではこの2つの基準を統合し、「**社会的コミュニケーションの障害**」としています。また、ASDによく併存しやすい感覚・知覚の異常も、DSM-5では**"限定的で反復的な興味や行動様式"**のひとつとして考えられています。

(7) ASDのある子への対応や支援

ASDのある子への対応について、いくつかのポイントを説明します。

先述のように、ASDのある子に対して指導する際は、**話し手の考えていることや伝えたいことが具体的な行動やイメージとして受け取れるように、具体的な表現で伝えること**を心がける必要があります。そのような意味では、手本や絵・写真など視覚的な手がかりを活用することも非常に有効です。物事の手順なども、絵や写真などを四コマ漫画のように並べて提示し、それを示しながら教えたほうが、口頭で毎回指示し続けるよりも憶えやすいことがあります。

ASDのある子は自分の興味や意思が人一倍強く、自分のイメージ（予定や予想など）やペースが乱されるのをひどく嫌がります。また、自分の意向に反して"やらされる"ことへの抵抗は非常に強く頑固なところがあります。しかし、その一方で納得できたことや習慣として定着したものについてはとても律儀であったりもします。だから、特にASDのある子に対しては**子どもの気持ちへの共感を言葉に出して示しつつ、状況やルール（約束）の説明を丁寧に行い具体的な行動を促していく**必要があります。あるいは、ASDの子がやりたいと思っていることについて「ダメ！」と否定してしまうのではなく、「○○したら□□しようね（できるよ）」などと**見通しを立てた伝え方**をすることも大切です。

また、相手に「●●やってね」と指示した人は、すぐに指示に従ってくれることを期待しますが、ASDのある子は自分のペース（タイミング）で応えようとしていることもよくあります。ASDの子にとっては中途半端に活

動を中断するのは難しく，自分なりの区切りをつけてから次の課題に取り掛かる傾向があります。そのため，指示した人がすぐ応じてくれないことで急かしたりすると，ASDのある子にとっては**自分のやり方（ペース）を乱されたことで癇癪を起こす**可能性もあります。次の活動へと促すときなどは，少し早めに，現在の活動の終了と次の活動の開始が近づいているという状況を伝え，その子と現在やっている活動の終わりの目安を決めて，そのタイミングで次の活動に促すようにするとよいと思います。

また，ASDのある子は興味の程度によって行動に差が生じやすいので，課題への取り組みを指導する際には，**子どもの興味を促す工夫と，興味を低下させる要因（例えば苦手意識や不安・緊張，退屈など）を減らす工夫が成否の鍵を握ります。**

最後に，ASDのある子の多くはとても敏感で不安が高い傾向を持っています。感覚の過敏性はもちろん，新規場面や予定変更などに混乱したり状況が読めないことによる不安が活動への拒否や落ち着きのない行動につながったりします。**子どもの不安や不快になる要因を軽減しながら，わかりやすく指導していくこと**が大切です。

- ASDのある子への指導は，できるだけ具体的な言い方で，手本を見せたり視覚的な手がかりを併用したりすることが大切
- こだわりに対しては，回数や場所などに制限（条件）をつけて妥協点を探ったり，代替方法を考えて段階的な離脱を図っていく
- 感覚過敏に対しては，不快刺激を軽減することが基本だが，生活上避けられないものは本人の興味や意欲がわくことで気を紛らわせながら，段階的に慣れることも必要
- 子どもの気持ちへの共感を言葉に出して示しつつ，見通しを立てた伝え方で具体的な行動を促す
- 子どもの興味を促す工夫と，興味を低下させる要因を減らす工夫が指導の成否の鍵

主な発達障害（神経発達症） ● 第Ⅲ章

③ 言語症

(1) 言語症とは

　言語症（Language Disorder）とは，**その年齢には不相応の言語表出の困難や言語的理解の困難（言葉の発達の遅れ）を主な特徴（症状）とする発**達障害です。言語発達遅滞や言語発達障害と呼ばれることもあります。DSM-5における言語症の診断基準には，言語の習得および使用における持続的な困難があり，生活や対人交流などにおいて支障をきたしているものとされています。もちろん，難聴や神経筋肉疾患などの問題によるものは除外されますし，知的発達症や全般的発達遅延によるものでもありません。

　言語発達の問題と言うと，**ASD**との区別が気になるところかと思いますが，ASDは先述のように言語発達の問題だけでなく，対人相互反応や対人相互交流の困難や生活に支障をきたす，“こだわりの問題”や感覚知覚の異常が認められることで鑑別されます。

　言語症は，学齢期以降ではあまり知られていない診断名かもしれませんが，幼児期の発達の相談において言葉の遅れ（言語発達に関する相談）はとても多いです。そこで本節では，幼児の言語発達と言語症について詳しく説明したいと思います。

(2) 言語発達のプロセス

　そもそも，子どもの言葉の発達とはどのようなプロセスを経て進んでいくのでしょうか。

　生まれたての子どもは言葉の存在を知りません。お母さんのお腹の中にいたときから聞き慣れた声はあっても，それが何であるのかは生まれた後の生活を通して学んでいくことになります。子どもは養育者をはじめとする周囲の人たちとの交流を通して，人の口から発せられる特別な音（声）の存在に気がつき，さらにその声には様々な種類（意味）があり，人はそれを使ってお互いにコミュニケーションをとっているということに気がつくようになるのではないかと思います。このような言葉への気づきが言語発達の第一歩と

67

なります。この第一歩には，人に反応し人に対する関心（興味）と注目（観察）をするための対人相互反応や対人相互交流の発達が大切です。

　また，言葉への気づきと時を同じくして，口腔の運動発達（発声能力）や模倣（ものまね）能力の発達が進んできます。そして，それらの発達が伴うことで子どもは自分も声を発したり人の言葉をまねたりするようになり，またそのような子どもの行動に周囲の人も反応し交流が盛んになっていくので，ますます子どもは言葉を憶え使い方を学んでいくのです。そして，知的発達が進み聞き取りの力や注意力も育ってくることで，単発的な言葉だけでなく文章のような長い言葉（話）も聞き取り学習することができるようになり，自分の発する言葉も二語文，三語文……と長くなっていきます。逆に人への注目持続や聞き取れる言葉の範囲が短い子は，自分が使う言葉も短くなってしまうことが多いのではないかと思います。

　いずれにしても，子どもが生活を通してそこで使われている言葉を憶え言えるようになるためには，**周囲への観察力や洞察力および対人交流が必要**で，基盤となるいくつかの能力が整うことが大切です。特に幼児では，不正確な言葉遣いや言い誤りがよく認められますが，教科書も何もない中で試行錯誤しながら言葉を習得しているのですから，ある程度は仕方がないことなのだろうと思います。

　一般的な子どもの言語発達は，脳内で言葉の情報を受け取り自分の言葉として使えるようになるための回路を構築していって，それが完成するとあとは自動的にどんどん言葉を憶え，言葉を言えるようになっていきます。ちょうど，水をコップに注ぐと次第にコップに水が溜まり，そのうち溢れ出すようなイメージです。だから，子どもが話せるようになるまでには，言葉の知識をある程度溜めていくプロセスが必要であり，そのような時期は無理に話をさせようとしてもダメで，むしろ子どもへの言葉がけをしっかりやっておく時期なのだろうと思います。

　しかし，ASDのある子は先述のように自分が興味を持ったものに注意が集中し，対人相互反応や対人相互交流の発達が遅れがちであり，周囲への注意もおろそかになりやすいので，言葉への気づきやその後の言葉の発達が遅

れてしまうのだと考えられます。定型発達の子がコップであるとすると，ASDの子は注ぎ口の狭いビンのような状態で，さらに注ぎ口が人ではなく別の方向を向いていることが多いので，なかなか"水（言葉）"が溜まりにくいのではないかと思います（図Ⅲ-2）。一方，言語症の子は，**注ぎ口が人のほうに向いているけれど狭いため，言葉の溜まり方や言葉の表出が遅れてしまう**イメージなのかもしれません。

(3) 抽象的・概念的な言葉の理解

　ちなみに，ASDのある子の苦手な抽象的・概念的な言葉は，対人交流を通して学ばれる言葉として大変重要です。なぜなら抽象的・概念的な言葉は相手や場面・状況によって意味が変わるだけでなく，その生活圏における文化，伝統，歴史，価値観などを背景に持つ言葉だからです。つまり，抽象的・概念的な言葉の習得には，その言葉を使って生活している人との交流を通して，その人がどのようなときにどのようなニュアンスでその言葉を使うのか

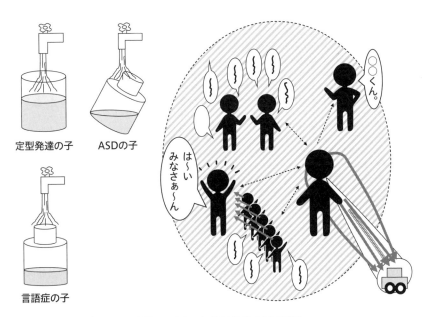

図Ⅲ-2　言語発達における自閉スペクトラム症（ASD）の子の特徴

を感覚的に理解しないといけないのです。

　さらに，このことは感情を表す言葉にも当てはめることができます。人が感情を理解するためには，様々な感情を分類しそれぞれの名前（言葉）を憶えるということが大切です。しかし，人は最初から様々な感情を表す言葉を知っているわけではありません。生まれたての赤ちゃんにとっては，"くやしい"とか"なさけない"という感情を理解するのは難しいでしょう。しかし，子どもは成長とともに様々な感情を表す言葉を理解するようになっていきます。このような感情を表す言葉は，その言葉をすでに知っている人がいて，その人が子どもの感情に共感し言葉にして伝えること（**感情のラベリング**）によって学ばれていくと考えられています。あるいは読書などで登場人物の内面描写に触れることで学ばれることもあるでしょう。いずれにしても，**言葉には人との交流や共感を伴う学習を通して学ばれるものがたくさんある**ということなのです。

（4）言語発達のピラミッド

　さて，筆者は保護者に言葉の発達について説明する際に，図III-3にある**"言語発達のピラミッド"**をよく用います。

　子どもが言葉を話すようになるためには言葉の意味や使い方などを学ばなければなりません（上から2段目）。ですから子どもの言語発達においては，周囲にいる私たちからの言葉がけが大切です。しかし，いくら周囲の人が言葉をかけても，子ども自身が人の言動に興味を持ち注目しなければ，かけられた言葉をキャッチすることはできません。そのため，子どもが言葉を学ぶためには"人とのやりとりの力"が大変重要になります（上から3段目）。人とのやりとりの力とは，人に対する興味，注目，共有，模倣といった対人相互反応や対人相互交流の発達のことです。また，学習の基礎である知能の発達と言葉を聞く聴力や話すための口腔の運動機能の発達が必要です（上から4段目，5段目）。さらに，子どもの発達や人との交流が安定したものになるためには，整った生活リズムや心身の健康と安定した人間関係（愛着形成など）も必要です（上から6段目）。そして，このいずれかに不具合が生

主な発達障害(神経発達症) ● 第Ⅲ章

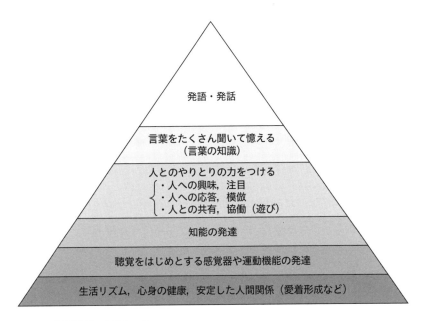

図Ⅲ-3　言語発達のピラミッド

じていると，子どもの言語発達には遅れが生じることが考えられます。

　ただ，上から3段目の"人とのやりとりの力"や2段目の"言葉の知識"までは整っているけれど，その上の発語・発話がなかなか出てこないという子がいます。このような子が言語症であり，特に言葉の知識（理解）も育ってきているのに表出が滞っている子には，発語を促す言語訓練を行うこともあります。

　さて，幼児の言語発達を促そうとするときは，この言語発達のピラミッドを点検し，小さく整っていない段を大きく整えていくことを考える必要があります。その中でも特に，3段目の"人とのやりとりの力"は非常に重要です。いくら言葉を教えようとしても，子どもがこちらに興味や注目を向け応答してくれなければ教えることはできません。また，何らかの方法で知識が溜まったとしても，"人とのやりとりの力"が弱ければ，憶えた言葉を使ってコミュニケーションをしてくれません（独り言や一方的な発語・発話になるでしょう）。言葉の発達の最終的な目標は，"会話ができること"であると

71

思います。そのためにも"人とのやりとりの力"を育むことは，**言語発達の促しにおいて最初にやるべきことであり必要不可欠なこと**であると言えるでしょう。

（5）言語症のある子への対応や支援

　言語発達の促しの具体的な内容については，第Ⅴ章であらためて述べたいと思いますが，言語症の子の現在の生活においては，その特性に合わせた対応の工夫が求められます。

　言語面での苦手さを持つ子に共通することですが，子どもに指導する際は，**まず注目を促し，具体的な表現で，子どもが対応できる範囲で手短に（ひとつずつ）あるいは繰り返し伝えるようにします。**

　ときには言い方（表現）を変えて伝え方を工夫していると，子どものほうも「そういうことか！」とわかってくれることがよくあります。幼児の場合，例えば「これいくつ？」と尋ねるとわからなくても，「これ何個？」と尋ねると答えられることがよくあります。子どもにとって慣れ親しんだ表現やイメージしやすい表現が登場すると，子どもは安心して話を聞くことができます。そして，最初に言われた難しい言葉の意味も表現を変えて言い直しをしてもらうことで理解できるようになり，そのような経験を積み重ねて苦手な言葉を克服していくようになるのです。子どもにとって難解な言葉の理解を補助する工夫として，見てわかる手がかり（手本，指差しや身振り手ぶり，絵や目印など）を併用したりしながら伝えるのもよいと思います。

　なお，あえて子どもが苦手な難しい表現を使ったり，長い話を子どもに聞かせたりして慣れさせようとする方もいますが，お勧めはできません。特に幼児は，難しいと思ったものについては興味（意欲）を失いやすい傾向があります。そのため，子どもに対して難しい言葉ばかりかけていると，そのうち子どもは話を聞こうという意欲を失ってしまうことのほうが多いように思います。

　また，子どもに上手に（あるいは正しく）話すことを強要したり厳しく指導しようとしたりすることも好ましくありません。言葉は人と人とのコミュ

ニケーション（対人交流）を円滑にするためのものなのですから，対人交流そのものが子どもにとって緊張感が漂い苦手意識が高まるような状況にするのは，むしろ言葉の発達を妨げてしまうことになるのではないかと思います。

有名な言葉に「**子どもには失敗する権利がある**」というものがあります。子どもは本来失敗を繰り返し，それでも試行錯誤していくうちに色々なことができるようになっていきます。つまり，安心して失敗できる環境でないと子どもは活き活きと育たないのだろうと思います。そのためには，**私たち周囲の大人が子どもの失敗に対してある程度寛大であることも必要です**。そしてこのことは，言語の発達に限らず他のあらゆる子どもの発達の促しに関して共通して言えることなのではないかと思います。

- 言語発達の促しにおいて最初にやるべきことは，"人とのやりとりの力"を育むこと
- 言語症のある子の指導では，①まず注目を促し，②具体的な表現で，③子どもが対応できる範囲で手短に（ひとつずつ）／繰り返し伝えるようにする

4 注意欠如多動症（ADHD）

（1）注意欠如多動症とは

注意欠如多動症（Attention-Deficit / Hyperactivity Disorder: ADHD）は，発達障害の中では最も認知度が高いと思います。しかし，最近では落ち着きのない子に対して「多動（児）」いう言葉が用いられ，"多動（児）＝ADHD"と誤解されていることもあります。多動はあくまで，落ち着きがないという状態（症状）を意味する言葉であって，その原因（診断）は様々です。つまり，ADHDは多動（児）の原因のひとつであるけれど，多動を認めるのはADHDだけではないということです。このように，**ADHDの診断の際には他の診断との鑑別をしっかり行わないといけないため，補足事項がたくさんあることに注意が必要です**。

ADHDの主な特徴には，**不注意と多動－衝動性**とがあります。不注意の特徴には，気が散りやすく集中持続が短いことや，うっかりミスが多く忘れ物が多いことなどが挙げられます。また，物事を遂行しようとしても，途中で色々なことに目移りしてしまい，いつのまにか脱線してしまうことが多く，計画的に順序だてて最後までやり遂げることが困難になってしまいます。一方，多動－衝動性の特徴には，じっとしていないといけない状況であっても離席したりゴソゴソと体を動かしたりして，始終落ち着きがない状態が目立つことや，思いついたらすぐにやらないと気が済まないような衝動的な行動が目立つことが挙げられます。

ADHDには様々なタイプがあり，不注意の特徴のほうが強く多動傾向が目立たないタイプもいます。

さて，このような不注意あるいは多動－衝動性の特徴が認められるうえに，これから説明するいくつかの補足事項をチェックした後にADHDの診断がなされます。

(2) ADHDの診断における補足事項

まず，**不注意や多動－衝動性の特徴は，小児期（DSM-5では12歳になる前）から認められます。**ADHDは発達障害のひとつですので，その特徴（症状）は大人になってから急に現れるのではなく小児期から認められていることになります。

そして，それらの特徴は**発達水準に不相応で長期間（少なくとも6か月以上）にわたり，生活や学業などにおいて明らかに支障をきたしているレベル**であるということも診断には必要な条件です。この発達水準の目安になるのが知能発達検査の結果です。もし仮に，暦年齢が6歳ちょうどの子だけれども発達は3歳相当だった子がいたとします。その子の不注意や多動－衝動性の程度が発達年齢（この場合，3歳）相当であれば，その特徴は発達水準に相応しているということになります。つまりその場合，診断はADHDではないということになります（診断としては，全体的な発達が遅れるIDDなどが考えられます）。このように，**ADHDの診断をするためには**

74

必ず対象の子の発達水準を確認し，それと子どもの行動の様子を照らし合わせる必要があります。

このようなことから，幼児期のADHDの確定診断は慎重に行う必要があります。幼児は発達障害でなくても年齢的に不注意や多動－衝動性の特徴を認めやすく，経験や性格の個人差も大きいため，本当にADHDかどうか見極めるのが難しいからです。

さらに，不注意や多動－衝動性の特徴が**複数の場所（場面）で認められるのかどうか**も大切なポイントです。ある特定の場所（場面）でしか問題が生じないとすると，それは本人自身が持つ特性というよりその場所（場面）にある何らかの要因の影響が大きいと考えたほうがよいからです。

例えば，絵本の読み聞かせをしているときは集中が続かず気が散っているけれど，運動や制作などをしているときは最後までしっかり集中し取り組めている子がいた場合，本当の問題はその子の注意力や集中力ではなく，与えられた課題との相性の問題であるかもしれません。つまり，その子は言葉の理解や物語の理解が苦手なので絵本の読み聞かせは難しくて好きではなく気持ちが逸れてしまっているけれど，見てわかる制作や運動は楽しんで取り組めているのかもしれないということです。もしそうであるならば，診断はADHDではなくIDD，ASD，言語症なども考えられます。

ADHDのある子は，診察や知能発達検査の場面でも，意欲的に取り組んでいるのにもかかわらず知的発達や全体発達に比べ不注意によるミスが目立ち，集中持続の短さが認められることがよくあります。いずれにしても，注意集中の問題については，それぞれの場面状況やそのときの子どもの状態を確かめながらしっかり吟味する必要があります。

最後に，不注意や多動－衝動性の特徴は**他の精神疾患等によるものではない**（他の診断ではうまく説明できない）ということを確認しなければなりません。以前はADHDとASDの両方の特徴が認められた場合はASDを優先的に診断するという取り決めをしていた時期がありましたが，最近の診断基準においてはそのような縛りをはずし，それぞれの特徴が認められればADHDとASDの診断を併記してもよいことになりました。このことは発達

障害を持つ子にとって支援の幅が広がり良い面もありますが，先述のような補足事項をしっかり吟味し，その子の不注意や多動－衝動性の原因が何であるのかをしっかり検討しないと，ADHDの過剰診断になってしまうおそれがあるので注意が必要です。

（3）典型的なADHDとASDの多動の違い

　多動を主訴に受診した幼児の診察をする際には，特に**ADHDとASDの鑑別**は大変重要であると思います。

　ASDの節で説明したように，ASDのある子は自分の興味があるものにばかり視線が向いてしまい，周囲の状況や関わる人への視線が少ないのが特徴です。興味あるものに一点集中するため，それ以外の物事への注意がおろそかで，興味を向けている範囲外からの情報や刺激への反応は遅れます。だから，行きたいところがあるとそこしか見ていないため途中にある物にぶつかったり，後ろから声をかけられても反応しない（無視してしまう）ことがあったりします。そして，そのような様子を不注意であると指摘されることがあります。他にも，先生の話を聞く場面でも，他事（例えば，壁に貼ってある絵など）に夢中になっている（集中している）と，気が散っていると思われてしまいます。

　また，ASDのある子はその場面状況にかかわらず，自分の興味や思いに従った行動をとりやすいため，その場面にそぐわないマイペースな行動が「多動だ」と言われることもあります。例えば，外を走る車が見たいから離席して窓辺に向かう，消しゴムの消しカスをゴミ箱に捨てるために離席して捨てにいく，課題がつまらないからクラスメートのところに行って話をしようとするなど，ASDの子にとっては興味対象に引きつけられたり本人なりの合理的な行動の理由があったりするけれど，その行動がその場面には適さないことがあります。それらの行動は，しばしば集団の統率からはみ出す行動になってしまうため，「多動だ」と言われることがよくあります。

　なお，低年齢やIDDを伴うASDの子の場合は，玩具の操作が難しかったり遊びの創造性や発展性が弱かったりするため，一つひとつの遊びがすぐ終

わってしまい飽きてしまうので，次々と遊びが移り変わってしまうこともよくあります。ASDのある子は他者に対して興味や注意があまり向かず一人遊び傾向が強いため，遊び方も自分が思いつく範囲内に限定されてしまうことが原因ではないかと思います。いずれにしても，これらの行動も多動であると指摘されることが多く，気が散りやすく次々と遊びが移り変わるADHDの子との区別が難しいです。

　また，言語発達のよいASDの子だと自分の興味ある話を一方的にしゃべり続けて多弁傾向が目立つこともあります。

　一方，ASDの併存がないADHDの子の場合は，対人相互反応や対人相互交流は認められ，場面状況に見合った行動をとろうとしていたり指示に応じようとしたりする様子も見られるのですが，つねに注意（視線）があちらこちらに動いて，何か気になることがあるとすぐそちらに気が逸れてしまいます。ADHDの子は，本人の意欲や興味とは別に，様々な刺激に反応してしまい注意散漫で，つい他事に気が散ってしまいます。そのため，色々なことが中途半端になってしまうのですが，そのことに本人が気づくと，戻って再開しようとする様子が見られます。

　したがって，**話の最中に気が逸れても再び会話に戻って続けようとしようとしたり，気になるものがあって離席するけれど気がつくと慌てて席に戻ったりする様子**がADHDの子にはよく見られます。一方，ASDの子の場合は，話の最中に気が逸れるとそちらに夢中になってしまい，会話（交流）が唐突に終了したり話題がすり替わったりして，そのまま先ほどの会話に戻ることが難しいことがよくあります。

　このように，ASDもADHDもどちらも多動傾向を認める代表的な発達障害ですが，両者の様子を比較すると，前者は興味あることに一点集中して他事への注意がおろそかになる"自分の世界（マイペース，マイワールド）"が強い多動傾向に対して，後者は**本人の意思とは裏腹につねに注意が広がりすぎて，つい様々な刺激に反応してしまう注意散漫な多動傾向**といった違いがあるように筆者は感じています（図Ⅲ-4）。

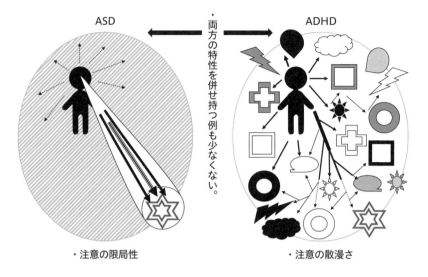

図III-4　ASDとADHDの違い

（4）ADHDのある子への対応や支援

　ADHDについてはその特徴に関与している脳部位や神経伝達物質についての研究が進んでいて，主症状に対する薬剤もあります。しかし，いずれも適用は6歳以上であり，幼児の場合は薬剤以外の対応がメインとなります。薬物療法については第VI章であらためて説明したいと思います。また，ADHDに限らず他の発達障害の子にみられる多動傾向に共通する基本的な対応については，第V章の多動傾向についての節を参照してください。

- ADHDの診断では他の診断との鑑別を慎重に行う必要がある
- 特に，多動に関して，ADHDとASDの鑑別が重要となる

5　限局性学習症（SLD）

　限局性学習症（Specific Learning Disorder: SLD）は，以前は学習障害

（Learning Disorder: LD）と呼ばれていた発達障害です。

SLDは**主に読字，書字，算数という 3 つの学習の基礎というべき脳機能に，明らかな困難が認められる**ことで診断されます。そして，SLDでも他の発達障害と同様に，全体的な遅れを持つ**IDD**の影響を除外したうえで診断する必要があります。

また，読字や書字については単に文字や文章が読める（あるいは書ける）のかどうかだけではなく，円滑に読み（書き）ができ，読字についてはさらに読解ができるかどうかについても評価します。一方，算数の能力については数字や計算記号の理解，文章問題から計算式を導き出すこと，計算を行うことの他に，図形や量（体積）の理解など算数に関する様々な能力が含まれます。

もちろん，この学習に関する困難が，視力や聴力といった感覚器の問題であったり麻痺などの運動器の問題であったりする場合はSLDではありません。それから，まだきちんと勉強の指導をされていない（あるいは指導されはじめたばかり）の子や低年齢の子の場合は，SLDかどうかを区別することは困難になります。そのため，SLDは小学生以上の子に診断されることが多く，幼児期の診断は難しいことも少なくありません。

SLDには**読字障害，書字障害，算数障害**がありますが，それぞれがどのような特徴を持つのか解説します。

（1）読字障害とは

人が文字や文章を読むために必要な能力のひとつに音韻認識があります。音韻認識とは，ある言葉（単語）を構成する音（一文字一文字の読み）を分解して理解できる能力です。

例えば，「リンゴ（ringo）」という言葉は「ri」「n」「go」の 3 つの音から構成されているということがわかる能力です。

音韻認識ができるようになった子はしりとりができるようになります。ご存じのとおり，しりとりは相手の言った言葉を分解し，最後に言われた音から始まる別の言葉を言って返す（さらには，言葉の末尾が「ん」になっては

いけないというルールもある）というゲームです。しりとりは年長幼児以降の子にとっては一般的によくやる遊びだと思いますが，音韻認識が困難な子にとってはしりとりのルールを理解するのが大変難しくなります。

さらに，「り」＝「ri」，「ん」＝「n」，「ご」＝「go」というように，言葉を構成する一つひとつの音にはそれを表す文字が当てはめられています。ある文字を見て，それに一致する音（読み）を想起する能力を**デコーディング**と言います。実は**ディスレキシア（dyslexia）**と呼ばれる典型的な読字書字障害は，この音韻認識やデコーディングが障害されていることが原因であると言われています。

また，書かれた文字を一文字ずつ読む，いわゆる拾い読みの状態の子は，書かれた文字を読むのに精一杯で円滑に文章を読んでいるとは言えず，内容を読解することも困難です。

さらに，円滑に文を読んで内容を理解するためには，文中から単語を素早く見つける能力が必要になります。この単語を認識する能力を単語形態認識（**モジュール形成**）と言います。他にも言葉にはリズムや読むときの強弱があり，そのような韻律認識の能力も大切です。最後に読解には文法構造の理解も必要になります。読字障害はこれらのいずれかに障害があっても生じます。

また，文章を読むときは眼球運動や視覚認知の能力も必要で，眼球運動が悪いと同じところを何回も読んでしまったり飛ばしてしまったりすることがあります。また，視力自体は悪くなくても，文字と文字との間隔が狭く密集した状態だと，一つひとつの文字を識別するのが困難になる**"字づまり視力"**の問題を抱える子もいます。

このような視機能の弱い子には，それを向上させる**ビジョン・トレーニング**を行ったり，拡大コピーを用意して文字と文字の間隔を開けた教材を用意したりするなどの工夫が必要になります。最近では，SLDのある子でも読みやすいフォントの研究や音読機能のついた教科書の開発など，SLDのある子に対する様々な支援の工夫が研究されています。

主な発達障害（神経発達症）　第Ⅲ章

(2) 書字障害とは

　一方，人が文字を書くためには，文字の構造を正確に記憶し再生する能力が必要になります。文字は点や線，あるいは簡単な図形や簡単な文字などの組み合わせで構成されています。そのため，文字を構成するそれらの"部品"とそれぞれの配置を正確に記憶することが大切になります。しかし，"部品"を正確に記憶していないと，線や点の過不足が生じたり似ているけれど違うものを書いたり，配置を正確に記憶していないと，"へん"と"つくり"を逆に書いたりするといった書字の問題が発生します。

　書字の能力の場合は，読字の能力以上に正確さが要求されます。例えば，「神社に参拝に行く」という文の「拝」という文字の右側の"つくり"には横棒が何本あるでしょうか？　正解は４本なのですが，読むときにはあまりそのことは気にせず仮に横棒が３本でも「さんぱい」と読めてしまうのではないでしょうか。しかし，書くときには横棒は４本書かないといけません。

　また，実際に文を書くときは，頭の中で言葉を想起しそれを唱えながら（声に出すか出さないかは別ですが）書くこともあると思います。先述のデコーディングとは逆に，音を聞いて（あるいは思い出して），それに一致する文字を想起する能力を**エンコーディング**と言います。さらに，「wa」という読みでも"は"と記載したり"お"と"を"を使い分けたりするなど，文章を書く際のルールや文法などを理解していることも大切になります。書字障害の子は，このように文字を正確に記憶し再生したり文章を書いたりするときに必要な脳の機能のどこかに障害があると考えられます。

　書字障害の子の指導においては，文字を構成する"部品"とその配置を憶えやすくするため，"部品"ごとに色分けしたり"部品"を組み合わせて文字を作るパズルのような練習をしたりすることがあります。ある程度運筆能力がある子にとっては書き写しよりもなぞり書きで文字を正確に憶えるように練習するとよいと思います（書き写しをさせると似ているけれど違う文字ばかり書いて練習することになりかねません）。また，書きやすい簡単な文字や形（例えば「し」「＝」「†」「こ」など）から練習し，練習して憶えた簡単な文字や形を組み合わせてより複雑な文字（例えば「も」や「た」など）

81

を書いていくように，段階的にレベルアップしていくような練習の工夫が必要です。

　一方，手先が不器用で思ったように線や形が描けず書字が困難になっている状態（運筆の問題）は，後述する**発達性協調運動症**が当てはまります。そのような運筆が苦手な子は，お絵描きや迷路遊びなどをして色々な線や形が描けるように練習する必要がありますし，ペンの持ち方や手内筋の運動発達や姿勢保持などを整えないといけないことになります。

　書字や運筆能力は小学校生活においては非常に重要な能力です。国語の授業はもちろん他の科目でも板書をしたり，先生からの連絡内容を連絡帳に記入したりするなど，学校生活の様々な場面で字を書くことが必要となります。したがって，書字や運筆が困難であると，勉強嫌いになったり忘れ物が増えたりして，学校生活の広範囲に支障をきたすおそれがあります。

　最近では幼稚園や保育園でも書字を指導しているところが増えているようです。しかし，指導が不適切であると，子どもが就学前から勉強嫌いになるおそれがあるので注意する必要があると思います。特に書字には"とめはね"や書き順など細かいルールのようなものもあり，それらについて指導者が最初から厳格になりすぎるのは好ましくないと筆者は思っています。幼児期は，細かなルールよりも文字に慣れ親しみ，書くという作業そのものを楽しく行い，学習に向けての興味や意欲を育むように指導していくとよいでしょう。

　特にSLDなどの発達障害を持つ子に対しては，あれもこれもすべて完璧にできるようになろうとすることよりも，**将来において本当に必要で優先度の高いものは時間をかけて習得できるよう丁寧に指導する**一方で，**優先度の低いものについては後回ししたり適度に割り切ったりする**ことも必要になることがあります。つまり根性論や精神論によるがむしゃらな学習指導ではなく，**その子の特性と将来を見据えた合理的で戦略的な学習指導**が求められるのであろうと思います。

（3）算数障害とは

　算数障害における算数能力には，数概念の理解，計算能力，数学的推理力，

図形・空間認識力など様々なものが含まれます。

　数概念とは，数の順番を理解するだけでなく数を物や時間などといった様々な事柄の量を示すものとしてとらえる力であり，さらには「5は2と3に分けられる」など数を分解したり統合したりすることができるようになる力のことです。このような数概念を理解していくためには認知発達が必要で，知的発達症の節で述べたピアジェの認知発達段階が進んでいかなければなりません。特に算数の指導においては，子どもの認知発達段階に合わせて教えないと，効果がないどころか子どもの自己肯定感を下げ勉強嫌いにさせてしまう可能性もあるため注意が必要です。

　他にも数を扱うためには，繰り上がり・繰り下がりのルール（進法）や集合体を別の単位で表すなど様々な知識が求められます。そして，そのような数概念の確立の上に計算式の意味やルールを憶えて，計算ができる力が積みあがります。さらに，問題文を読んでその中の数量の変化をイメージしながら答えを求めるための計算式を導き実行できるようになると，文章問題を解く力が完成します。

　また，算数には図形や体積などの問題もあり，そのためには図形や立体物の理解やイメージ操作が必要であり，そのような図形・空間認知能力も必要になります。

　なお，数字や計算記号や文章問題を読むためには読字能力が必要であり，答えを書くときには書字能力が必要ですので，読字障害や書字障害の子は算数にも支障をきたすことがありえます。

(4) SLDのある子への対応や支援

　SLDのある子の中には，自分の困難さを他人に気がつかれないように隠してしまう子もいます。あるいは授業中に離席や妨害行動など目立った問題行動はしないけれど，他事をしたりボーっとしていたりする子もいます。そのような子に対して指導者は，勉強に意欲的に取り組んでいないから成績が悪い（勉強が苦手）と考えがちですが，実は勉強が苦手だから意欲がわかないのかもしれません。このようなことから，見過ごされているSLDの子が

本当はもっとたくさんいる可能性があるのです。

　SLDのある子の学習指導は，子どもの特性に合わせて色々工夫しながら地道に行っていく必要がありますが，現在のその子の生活の不便さをすみやかに解消しないと，子どもの全体的な意欲低下が進行してしまったり，それに伴い二次的な問題が発生したりするリスクがあがってしまうこともあります。したがって，**代読や代筆などの補助員や補助具の使用あるいは課題をこなす時間の延長措置などの支援の導入**が必要になります。

　特に学校等の定期試験のときにこれらの支援を行おうとすると，別室の用意や人員配置などを検討する必要があり簡単な話ではないかもしれません。しかし，学校生活において支援や配慮を受けてきた実績があると，SLDの子が将来の進路決定において大切な受験や資格試験の際にも同様の支援を受けやすくなることからも，ぜひとも実践していただけるとよいと思います。

　また，SLDのある子の支援において，周囲の人が子どもに認められる困難さの克服にばかり注力していると，かえって子どもの自尊心や自己肯定感を下げ，プレッシャーやストレスをかけすぎてしまうこともあるので注意が必要です。特に学習の問題は，子ども以上に大人のほうが熱を上げてしまう傾向があり，目標を立てそれに取り組む際には，**指導者の気持ちと子ども本人の気持ちが乖離しないように，つねに子どもファーストで考える**ことを忘れてはいけないと思います。

- SLDの支援では，地道な学習指導と並行して，現在のその子の生活の不便をすみやかに解消することも重要
- 学習の問題に対しては，困難さの克服にばかり注力して子どもにプレッシャーやストレスをかけすぎないようにする

主な発達障害（神経発達症）◆ 第Ⅲ章

6　発達性協調運動症（DCD）

(1) 発達性協調運動症とは

　発達性協調運動症（Developmental Coordination Disorder: DCD）は他の発達障害に比べて認知度が低く，「知らない」という方も多いかもしれません。しかし，DCDは一般小児の5～6％に存在することや，ASDの40~80％，ADHDの30~50％，LDの50％と他の発達障害に高率に併存するという報告もあります。このようにDCDは決してまれなものではないどころか，発達障害児支援においては知っておかなければならない非常に重要な発達障害です。この節では，そのDCDについて説明していきたいと思います。

(2) 協調運動機能とは

　DCDは，**運動または作業の円滑な実行に必要な協調運動機能の発達に支障が生じる発達障害**です。協調運動機能とは，ある運動や動作を円滑に行うための，身体全体の調和された運動やそれらのバランスを調整する機能のことです。

　例えば，野球選手が打たれたボールをキャッチする動作を見てみると，ボールの軌道や速度を見てキャッチする地点まで必要な速さで走り，ボールをキャッチするために腕をほどよく伸ばし，タイミングよくボールをつかみ，ボールの勢いに負けないために肘や肩や体幹にも力が入っています。また，自分の身長よりも高い位置にボールが来る場合には，その位置に自分の手を持っていくためにタイミングを合わせちょうどよい高さまでジャンプする必要があります。さらにジャンプしたときには，身体のバランスをとらなければならないでしょう。つけ加えると，ボールをキャッチした後の動きにつながる動作を開始していることもあるでしょう。

　このように，私たちの身体はひとつの動作をするときにおいても全身のあらゆる部位がつねに一緒に連動していて，目的に適した効果的あるいは効率的な動きを円滑に行っているのです。そして，このように**全身の運動を調整**

85

する脳の機能が協調運動機能なのです。

（3）協調運動機能を構成する要素

　協調運動機能は，**様々な脳機能の連携**によって発揮されます。

　目的に見合った運動をする際には，適度な力や速さ，適切な方向，適切な
リズムやタイミングの調整が必要です。また，先述のように目的のために主
となって動く身体部位だけでなく，他の身体部位もそれを補佐するように動
かなければなりません。

　そして，私たちが適切な運動を行う際には，**視覚，触覚，聴覚**など様々な
感覚情報が非常に大切です。特に**視空間認知能力**は，あらゆる運動や作業に
おいて最も重要であり，視覚情報を得るための**眼球運動**も必要です。さらに，
外部からの感覚情報だけでなく自分自身の内部からの感覚情報も大切です。
自分がどちらを向いていてどのような状態になっているのかがわからなけれ
ば，目的にそぐわないチグハグした運動になってしまうでしょう。

　また，**自分の身体の形や大きさについての感覚的な把握（身体図式・身体
像）**も大切です。この感覚は自分の身体だけにとどまらず，使用する道具や
乗り物などにまで広がることもあると考えられます。実際に道具を使うス
ポーツや自動車の運転が上手な人などは，それらをあたかも自分の身体の一
部のように使いこなしています。他にも，自分自身の感覚情報という点では
自分の力の強さや速さについても知っていることが重要でしょう。自分の力
量がわかっていなければ，自分の意図した力加減と実際の力加減が不一致と
なり，運動や作業がうまくいかなくなることがあります。

　さらに，私たちの運動には自らの意思によって動くのではなく，自動的に
動く反射や不随意運動と呼ばれる動きがあります。この**反射や不随意運動を
制御する**ことも運動をする際には大切です。

　また，運動や作業を行う際に**姿勢の制御**は大変重要なものになります。姿
勢が柔軟性を保ちつつも安定していないと，あらゆる運動や作業が思うよう
にいかず，頑張って姿勢を保とうとすると今度は疲れやすくなるということ
にもなります。

86

(4) 自動的な運動パターンの習得

　このように，ひとつの運動や動作を円滑に行うためには様々な**脳機能の連携や調和**が必要なのですが，毎回そのときの状況に応じてそのつど適切な運動を判断して実行するというのでは，一つひとつの動作に間ができてしまうし脳の負担も大きくなってしまいます。ですから私たちの脳は，**膨大で様々な運動パターンを記憶しておいて，必要に応じて自動的にそれを実行できるような仕組み**を持っています。

　例えば，子どもが自転車に乗るという動作も，最初のころはふらついたりペダルが上手にこげなかったりしてギクシャクした動きであったり何回も転んでしまったりすると思います。しかし，そのような試行錯誤の末にあるときふっと自転車でスイスイ進めるようになる瞬間があります。これが自転車に乗る最適な運動パターンを脳が確立させた瞬間です。そして，さらに反復練習をすることでその動きが定着した子は，その後は深く考えることなくスムーズに自転車に乗れるようになります。私たちの脳は，このような**自動的な運動パターンをたくさん記憶しており，状況に応じて自動的に適切な運動パターンを選択し，それを再生できるようになっている**と考えられています。

　協調運動機能を考えるうえでは，円滑な動作を構成する一つひとつの要素だけでなく，このような自動的な運動パターンの学習という側面を忘れてはいけません。そして近年，DCDはこの自動的な運動パターンの学習やその修正および選択や再生に困難が生じることであると考えられています。つまり，DCDとは**"運動・作業の学習障害"**と言えるのかもしれません。

(5) DCDの症状

　協調運動機能の発達に問題が生じるDCDの代表的な症状としては**"不器用" "姿勢不安定" "力の調整困難" "バランスやリズム感の悪さ"**などが挙げられます。また，口腔器官の不器用さにより**発音不明瞭**や咀嚼嚥下困難に伴う**偏食**が生じたり，衣服の着脱やボタンや紐結びなどの**身辺自立に関する様々な困難**が生じたりすることもあります。スポーツや体育はもちろん音楽（楽器演奏など）や図工も苦手であったり，ペンの操作が苦手になりやすく勉強

や描画などを嫌がったりすることも多いです。

　乳幼児のころから動きが少なかったり，階段や公園の遊具などを怖がり運動が苦手だったりするタイプもいますが，運動自体は好きで活発なタイプもいます。しかし，学年が上がるにつれ要求される運動動作はより高度になったり複雑になったりするため，活発なタイプの子も次第に苦手意識が勝り成長とともに運動を敬遠するようになっていくことが少なくありません。DCDのある子は運動系の活動に限らず芸術系や制作系の活動なども苦手になりやすいことから，次第に様々な活動への参加意欲が低下していくリスクもあります。運動が苦手であることを周囲からからかわれたり排他的に扱われてしまったりすることも心配です。

　そのほか，力加減が悪いと声が大きすぎたり物の扱いが粗暴にみえたりして批判や注意・叱責の対象にもなりやすいです。また，姿勢が悪かったりゴソゴソしたりしやすいため「やる気がない」「落ち着きがない」などと批判されることもあります。姿勢保持のために余分な労力が必要となり疲れやすいので作業や課題に集中が続かなかったり，遊ぶ際にはすぐに寝転んだりどこかにもたれかかったりしていることも多いです。

　このようなことから，DCDのある子は保護者や指導者との関係が不調になりやすく，虐待を受けるリスクも上がります。さらに，様々な日常生活や社会生活における失敗や挫折の蓄積と，周囲からの理解や支援が得られず孤立化が進むと，自己肯定感や社会参加意欲の低下を招き，抑うつ的になったり引きこもりがちになったりすることもあります。そして，運動習慣が身につかず生活習慣病のリスクを高めたりすることも心配されます。

　近年ではこのように，DCDの問題は身体面，心理面，学習面，生活面など多岐にわたり，**「たかが不器用」などと言って軽視してよいものではない**ということが認識されるようになってきました。

(6) DCDの診察と評価

　DSM-5におけるDCDの診断基準をまとめると，先述のような協調運動機能の問題によって生活（日常生活だけでなく学業や就労なども含む）にお

ける明らかな支障が持続的に生じており，その症状は小児期から始まり，知的能力障害，視力障害，脳性まひや筋肉神経疾患，経験や練習不足などによるものではない場合，DCDと診断されることになります。

しかし実際には，発達障害の専門外来であっても**不器用を主訴に受診する子は少ない**のが現状です。それは，"不器用"の問題が本人のやる気やしつけの問題と誤解されやすいことや，協調運動機能の問題よりも多動傾向など併存する他の発達障害の症状のほうに注目が集まりやすいといった理由が考えられます。DCDは他の発達障害に高率に併存することが知られており，先述のようにその影響を受けた心理・行動の問題は多彩です。そのため，**子どもの心理・発達・行動の相談を受ける際には，その背景に協調運動機能の問題がないかどうかつねに意識しておく必要がある**と思います。

また，運動発達のマイルストーン（それぞれの運動発達の時期）やそのときの運動の様子について聞くことも大切です。DCDのある子の場合，独歩などの運動発達が遅れていたり，ハイハイをあまりしなかったり利き手の確立が遅れたりすることが指摘されることもあります。ただし，必ずしもそうではないこともあり，この点についてはさらなる検討も必要です。

実際に子どもの検査や診察を行う人は，**子どもの着座姿勢や身のこなしにぎこちなさがないかどうか，知能発達検査において発音の不明瞭さ，書字や描画の困難，道具操作の稚拙さがないかどうか**などをしっかり観察することが重要です。

そして，DCDが疑われる場合は神経学的診察を行います。協調運動機能を評価する診察項目としては，片脚立ちや片脚跳び，手指や四肢の動作模倣，左右の弁別や自分の指の同定などがあります。なお，5歳児健診の診察項目には協調運動機能を評価する項目が含まれていることが多いです。

幼児期の協調運動機能は，日本版ミラー幼児発達スクリーニング検査（Japanese Miller Assessment for Preschoolers: JMAP）や日本版感覚統合検査である感覚処理・行為機能検査（Japanese Playful Assessment for Neuropsychological Abilities: JPAN）といった検査で評価することができますが，小学生以上の幅広い年齢に適用できる評価尺

度や国際的に広く用いられている評価尺度の日本語版などの開発が現在進められています。

(7) DCDの鑑別診断

IDDにみられる課題遂行能力の弱さや教示理解の困難は，運動の学習や遂行を苦手にさせます。ASDにみられる模倣や対人相互反応の問題も動作の習得を遅らせる可能性があります。また，部分に集中しやすく同時複数の情報処理が困難である特性および感覚の過敏または鈍感さも，運動の学習や遂行を苦手にさせるでしょう。ADHDの不注意（注意散漫）や集中持続の短さや，LDの視覚認知や視機能の問題なども同様です。このように，**DCD以外の発達障害は，たとえ協調運動機能に問題がなくても，それぞれの特性によりDCDとよく似た症状を呈することもあります。**

なお，幼児期にDCDの診断を下すときは慎重にする必要もあります。DCDの症状は幼児期でも認められますが，この時期は個人差や経験の差による影響も大きく，他との鑑別が難しい時期だからです。

(8) DCDのある子への対応や支援

DCDのある子への支援においては，生活に支障をきたしている運動や作業の具体的な動作の習得と協調運動機能そのものの向上を目指して，**理学療法**や**作業療法**的な支援が多くの施設で行われています。これについては，第VI章で述べたいと思います。

ただ，そのような課題遂行能力や協調運動機能の向上には時間がかかります。しかし，DCDのある子にとって生活の困難はすでに現在進行形なのです。そのため，**本人の適応能力の向上だけではなく，現在の生活における不便さの解消や心理的支援も大切です。**つまり，生活の困難感を軽減させる様々な工夫や配慮および補助具の利用の普及について，**周囲の理解と協力が必要不可欠です。**

また，DCDのある子に対して不器用の問題ばかりに注目して対処しようとすると，ときには子ども本人の抵抗や反発を強めてしまうこともあります。

つまり，周囲からの関わりが子どもの苦手克服ばかりに集中することで，かえってDCDの子の自己肯定感を下げてしまったり，本人にとっては気が休まる時間がなくなってしまったりすることもあるのです。DCDの支援においては，運動能力の向上をただひたすら目指すこと以上に，**たとえ運動が苦手であっても自分のことが好きであり，自分に適した運動を生涯にわたって楽しめるようになることが大切**なのかもしれません。

　支援はつねに支援を受ける子ども本人のためでなければならず，**子どもが本当に望む支援とは何かを支援者は考える必要があるでしょう**。そして，このことは他の発達障害の支援にも共通して言えることであろうと思います。

- DCDの支援では，本人の適応能力の向上だけではなく，現在の生活における不便さの解消や心理的支援も重要
- 生活の困難感を軽減させるための工夫や配慮には，周囲の理解と協力が必要不可欠
- 運動が苦手であっても自分のことが好きであり，自分に適した運動を生涯にわたって楽しめるようになることが大切

第 IV 章
その他の神経発達症や関連問題

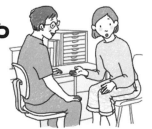

　発達障害の診断の際によく用いられる国際的な診断基準DSM-5では，発達障害は神経発達症と名称が変更され，そこには第Ⅲ章で紹介した代表的な発達障害の他にもいくつかの診断が含まれています。この章ではその中でも幼児期に遭遇しやすい語音症，吃音症，チック症について説明します。また，発達障害ではありませんが，関連する問題として不安症や児童虐待についても説明したいと思います。

1　語音症

(1) 語音症とは

　子どもが言葉を話せるようになると次に保護者が気になるのは発音（滑舌）の問題です。発音についても発達過程がありますので，**発音の発達に支障をきたし生活や対人交流に困難を生じさせてしまう発達障害**もあります。それが**語音症**です。語音症は**（発達性）構音障害**と呼ばれることもあります。

　発音については，カ行やサ行の音など7歳ごろまでは難しくても仕方がないと言われる音もありますが，一般的に，4歳ごろには会話の中の多くの言葉が聞き取れるようになるとも言われています。

　また，**IDD**＊知的発達症や**ASD**＊自閉スペクトラム症あるいは**言語症**のように，言語発達そのものが遅れている（あるいは遅れていた）子は，発音の発達もそれに伴って遅れる可能性があります。なお，語音症の診断においては難聴，脳性まひ，口蓋裂などのような具体的な身体疾患によるものは除外されます。

(2) 子どもの発音の発達

図Ⅳ-1に発音の発達プロセスの模式図を示します。子どもが様々な発音ができるようになるためには，いくつかの要素がそろう必要があります。

まず年長者の言葉を聞いてその音を聞き分け記憶する力（聴覚的な認知力，理解力，記憶力）が必要です。そして自分の舌，口唇（くちびる），頰，喉などの口腔器官を呼吸と合わせて器用に動かす力（表情筋や口腔器官の協調運動機能）が必要となります。また，そのような口周りの動きを学ぶためには，相手の口元の動き（口形）への注目や模倣の力も必要になります。そして，実際に自分が出した発音が正しいのかどうか（年長者の発音や自分が思うとおりの発音と一致しているのかどうか）を確認し，違っていれば調整する自己フィードバックの力も大切です。ちなみに文字学習（読字）が進んだ子は，聴覚だけでなく文字という視覚情報を手がかりにした発音の点検と修正が可能になります。

いずれにしても，このような過程を通って子どもが発音の発達を確立させていくためには，**一定レベルの言語発達や知能発達はもちろん対人相互反応**

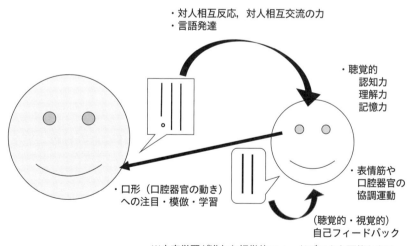

図Ⅳ-1　発音の発達

および対人相互交流の発達が基盤として必要です。発音の発達が遅れる子は，このような一連の発音の発達プロセスのいずれかに何らかの困難が生じていることが考えられます。

　言語発達が進み，文章で会話ができるようになっても発音不明瞭がひどく，生活や対人交流において困ることが多い子は，発音の発達に関する要因を調べ，必要であれば**構音訓練**を行うことがあります。一般的には，4, 5歳以降に行われることが多いと思います。

　しかし，言語発達全体がまだ途上段階にある子や幼児期前半の子については，発音の訓練を行う前段階の状態であることが多く，第Ⅴ章で説明するような言語発達全体の底上げや対人交流の促しをしたり，生活における工夫を施したりしながら経過（変化）を確かめていきます。

(3) 子どもの発音への支援

　発音に対する日常生活における対応としては，**①子どもに聞き取りやすい言葉がけをすること，②口腔器官の協調運動の促しをしていくこと**が大切です。

　子どもに話しかけるときに早口でたくさんの言葉をかけすぎると，子どもはほとんど聞き取れないか理解が追いつかず，そのうち聞くこと自体を放棄してしまうこともあります。したがって，ゆっくり，はっきり，わかりやすく言葉がけをしましょう。

　また，子どもに話しかけるときには子どもの顔に向かって丁寧に話かけたり，子どもの注目を促してから話しかけたりするとよいと思います。特に発音に関しては，子どもに口周りの動きをよく見てほしいことからも，口元への注目を促すことが大切です。

　口腔器官の協調運動の促しということについては，口周りの筋肉を動かすことを生活の中で奨励していくことが挙げられます。ただし，特に幼児にとっては大人のようにまじめな練習やストイックな訓練はあまり適しません。あくまで遊びの中で練習するのが一番継続しやすいと思います。

　例えばにらめっこのように，色々な表情を作ったり舌を出したり動かし

りするのは発音の練習になります。また，ラッパや風車などのように吹く玩具も唇をすぼめたり頬を膨らませたりして練習になります。もちろん笑ったり泣いたり怒ったり表情豊かに生活することが自然と発音の練習になっていくので，子どもと一緒に楽しく笑い合って遊べるのであれば，何でもよいかもしれません。

　さらに，子どもが生活の中で口周りの筋肉を動かす場面といえば，食事場面も思い浮かびます。発音の発達が遅れている子は，食事のときにあまり噛まない子が多い印象があります。あるいはよく噛まないといけない食べ物は食べづらいので苦手（嫌い）になっていることもあります。食事のときは「よく噛んで食べようね」と促していただくことも大切です。

　そして，当然，会話場面も子どもが口周りの筋肉を動かします。だから，子どもとの会話を楽しむことは発音の発達を促すうえでも大切です。ただし，子どもの発音の稚拙さを注意しすぎたり，「もう一回言い直し！」などと熱血指導をしすぎたりすると，子どもが次第に話すことをやめてしまうこともあるので気をつける必要があります。先述のように発音の発達には様々な要素が出そろい成長していくことが必要なのですから，**子どもが人とおしゃべりすることを楽しむ気持ちを失うことがないように，焦らず温かく見守る姿勢が大切です。**

　子どもの言葉の発達において最も重要なことは，表現の正確さ（上手・下手）ではなく「相手に伝えたい」という気持ちだと思います。大人であっても，いつも正確無比な表現で会話をしているということはなく，仮に話し手が言葉を間違えたり表現が拙かったりしても，聞き手のほうが自分の中で修正したり補足したりすることで会話は成立しています。つまり，本来会話とは，話し手と聞き手の協働作業によって成り立っているものではないでしょうか。したがって，**言語発達の促しにおいて最も大切なことは，子どもが聞き手を信頼し，話そうという意欲を持てるように接すること**なのではないかと思います。

2 吃音症

(1) 吃音症とは

　吃音症は，小児期発症流暢症と呼び，**その子の言語発達状態に不相応な，発話の流暢性とリズムやタイミングにおける困難が持続する状態**です。

　言語発達の途上段階にいる年少児や会話が苦手な発達障害の子などの場合は，単語全体の繰り返し（「あのね，あのね……」など）や挿入的な発話（「赤い，の，リンゴ」など）およびその他の流暢さに欠ける発話をすることがありますが，それらは言語発達（発話）の未熟さによるものであり吃音とは区別します。

　吃音症の症状には，反復（「アアアアメリカ」など音を繰り返す），延長（「ア〜メリカ」など音を延ばす），途切れ（「アメ，リカ」など単語が途中で切れる），停止（「……アメリカ」など言葉がすぐに出ない）があります。

　吃音は幼児期によく認められ，約5％弱の子が3歳までの間に吃音を経験するとも言われています。また，幼児期の吃音の8割程度は自然に軽快していくことが知られています。しかし，本人が症状を強く意識するようになると，話すときに過剰な緊張で力んだりチック症状が併発したりすることもあります。また，人と話すことを回避したり短い単語でしか話さなくなったりすることもあります。

　一方で，吃音が生じやすい言葉の使用を避け遠まわしの言い方をしたり，出だしの音を小声で言ったりするなど吃音症状が目立たないように独自の工夫を施す子もいます。吃音は場面や状況によっては出ないこともあり，人以外に話しかけるとき，誰かとタイミングを合わせて音読するとき，歌を歌うときなどには認められない子もいます。

(2) 吃音症の発症メカニズムと増悪因子

　人との円滑な会話が成立するためには，①相手の話を聞いて内容を理解する，②自分の考えや言いたい内容を言語化する，③口を動かしてそれを話すの3つの要素が循環することになります（図Ⅳ-2）。吃音症はこの会話の

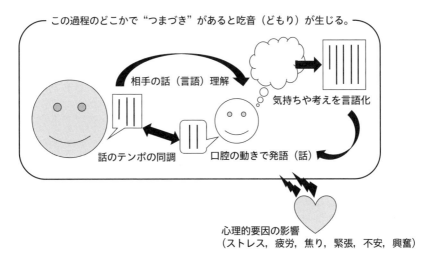

図Ⅳ-2　吃音症の発症メカニズム

循環のどこかに不具合が生じ，円滑な発語や発話が難しくなるのではないかと考えられます。そして，ちょうどかけっこをする際に，焦って走ると脚がもつれてしまうように，焦りや不安・緊張などの心理的な負担（ストレス）は，この循環に影響を与え吃音症の増悪因子になります。

　吃音症の脳内の発症メカニズムについてはまだわからないことも多いですが，先述のような言語発達や口腔の協調運動機能に加え，会話をする際に焦りや不安・緊張を感じやすい気質や生活状況など，複合的な要因が重なって発症するのではないかと考えられます。

(3) 吃音症への対応

　先述のように，幼児期の吃音は時期によって強くなったり弱くなったりすることもありますが，最終的には自然に軽快し消滅することが多いので，まずは環境調整や対応の工夫をしながら経過を見ることが基本となります。

　周囲の人の基本的な対応としては，**吃音症状には注目せず子どもが落ち着いて話せる雰囲気を作る**ことが大切です。ここで言う"落ち着いて話せる雰囲気"とは吃音症状があってもなくても穏やかに話を聞く姿勢をとるという

ことで，症状の有無に一喜一憂したり叱責・注意するのはもちろん，急かしたり詰問したりすることはしないようにします。

　また，会話の際には相手の話すペースや音量に同調してしまうこともあるため，子どもの話し相手としては，**話し方が早すぎないように気をつける**必要もあります。不自然にならない程度にゆっくり，はっきり，わかりやすく話すことが大切です。

　その他，その子の生活の中でストレスがかかっていたりすると吃音症状が増強する可能性がありますので，**具体的なストレス要因がある場合はその解消や気分転換をしっかり図るよう配慮する**ことも大切です。新学期で環境が変わったり行事が近づき練習をしたりしている時期などに吃音が目立つようになる子もいます。また，友だちと喧嘩をしたり大人から注意・叱責を受けることが増えていたりすると，吃音の程度が強くなることもあります。

　一方，症状がなかなか治まらず本人も気にするようになると，話すことへの緊張や拒否感がますます強くなり悪循環を起こすこともあります。その場合には言語療法などでゆっくり落ち着いて話す練習等をすることもあります。

　周囲が吃音の消滅に注力しすぎると，それが子ども本人の苦痛やストレスになることもあるので注意が必要です。**吃音症状があってもなくても子ども本人が自分らしく落ち着いて過ごせるようにする**ことが何よりも大切なことであり，そのためには本人を含め周囲の人の吃音症状との付き合い方が重要なのかもしれません。

　しかし，吃音症を持つ子の保護者としては，この症状で周囲の子たちからいじめられたりからかわれたりしないかどうかを心配されることも多いです。大人が心配するほど子ども同士は吃音症状をあまり気にせず，自然に付き合っているということも少なくありません。しかし，悪気がなくても本人に吃音症状を意識させるような言動をとってしまう子がいることもあります。そのような場合は，吃音症状は本人がわざとやっているものではなく，それどころか一生懸命話そうとしているからこそ出てしまうものでもあるので，それについては何も言わず落ち着いて穏やかに話を聞くことを，周囲の子どもたちにもきちんと指導していく必要があります。

③ チック症

(1) チック症とは何か

チックは，突発的で急速で反復的で非律動的（不規則的）な運動または発声が繰り返し生じるものです。チックには**運動性チック**（まばたきのような動きや肩を回すような身体の動きを伴う症状）と**音声チック**（咳払いや発声・発語のような鼻や喉の動きで音が出る症状）とがあります。また，一つひとつの症状が非常に短い単発的なもの（身体をピクッとさせる，「ウッ」と声を出すなど）を**単純性チック**と言い，持続性があり一見意味があるように見えるもの（腕をくねらせる，単語を話すなど）を**複雑性チック**と言います。また，運動チックと音声チックの両方が1年以上持続して認められると，**トゥレット症**と呼ばれます。

チックの症状は多彩なので，意図的な言動に見えてしまうチック症状は，周囲に誤解されたり批判されたりして，本人の苦痛や生活の支障がより深刻になりやすいので注意が必要です。

(2) チックの原因と増悪因子

チックの脳内の発生メカニズムについてはまだわからない部分も多いですが，トゥレット症については大脳基底核におけるドパミンと呼ばれる神経伝達物質が過剰状態になっていることが原因ではないかという説があります。実際に抗ドパミン作用薬がチック症状の改善に効果を発揮することが知られています。チックは，このようなチックが出やすい脳機能が基盤となる素因があり，そこに症状のスイッチを入れる何らかの要因が加わって発症するのではないかと考えられています。

ストレスはチック症状に影響を与える要因のひとつですが，それ自体が原因ではありません。また，子どもがストレスを感じている場面でのみ症状が出るということでもありません。チック症状は短時間であれば意図的に抑えることができたり，楽しくて興奮したときや緊張がゆるんだときに症状が現れたりすることもあります。

チックは幼児期には比較的よく認められ，一時的なものや軽いものを含めると，約10人に1人がチック症状を経験するとも言われています。軽いものだと1〜2か月で症状が治まり，それ以外のものでも成長とともに軽快し消失していくことが多いので，落ち着いて対応することが大切です。ただし，子ども時代は進級や進学など環境の変化が多く新しいことを学んだり経験したりすることも多いので，そのときのストレスなどで症状が強くなったり弱くなったりして波を作ることもあります。

（3）チックへの対応

先述のように，幼児期に発症したチックは自然に軽快することが多いので，まずは**環境調整や対応の工夫を行いながら経過を見ていく**ことが基本的な対応になります。本人自身がチック症状を意識しすぎるようになると，症状がより強くなってしまうこともあります。また，周囲の人がチックを強引にやめさせようとしたり注意したりすると，それがストレスになり症状が増悪する可能性があるので控えるようにします。どちらかというと，**チックに対してはそれを克服しようと頑張るのではなく，チックと上手に付き合い（チックがあってもなくてもそれを気にせず），子どもが自分らしく活き活きとした生活ができるようにしていくことを目指す**ことになります。

また，**具体的なストレス要因がある場合はその解消を図る**必要があります。例えば，行事の練習にプレッシャーを感じていたり，クラスメートとの関係が不調であったり，大人から叱責・注意を受ける頻度が多かったりするなどの様子がある場合は，指導や対応の工夫をして子どもに過度なストレスがかからないように配慮することが必要となります。ほかにも，学年の変り目など環境の変化が生じるときに症状が出やすい子の場合は，その時期はあまり他の予定などを詰め込まないようにしたり，リフレッシュできる余暇活動を多めにしたりすることもあります。

しかし，チック症状が強く日常生活に持続的な支障をきたしており，対応の工夫や環境調整でも軽快しない場合は薬物療法を行うことがあります。先述のように抗ドパミン作用を持つ抗精神病薬が処方されることが多いですが，

日本ではいずれの薬剤も保険適用がないため、医師とよく相談し、本当に必要な場合にのみ使用することになります。

チック症を持つ子の保護者としては、この症状で周囲の子たちからいじめられたりからかわれたりしないかどうかを心配されることも多いです。吃音症の節でも述べましたが、周囲の子たちの様子によっては、チック症状は本人がわざとやっているものではなく、緊張したり嫌な思いをしたりするとよけいに出てしまうものでもあるので、周囲の人も気にせず仲良くやっていくことをきちんと指導していく必要があります。

- 子どもが聞き手を信頼し、おしゃべりを楽しむ気持ちを失うことがないよう、焦らず温かく見守る
- 吃音やチックなどの症状には注目せず子どもが落ち着いて話せる雰囲気を作る
- 具体的なストレス要因がある場合はその解消や気分転換をしっかり図る

4 不安症群（分離不安症，選択性緘黙，不安症）

(1) 子どもと不安・緊張

子どもは天真爛漫で元気に遊びまわる存在であるというイメージを持っている方からすると、"不安"という言葉は子どもに似合わないと感じるかもしれません。確かに子どもは、目先が変われば気持ちも切り替わりやすく好奇心旺盛で元気に遊ぶ一面があるものの、大人以上に様々な不安を抱えやすい要素を持っています。特に幼児はまだ知識も経験も少ないので、新規場面に出くわしたときに興味（好奇心）よりも不安を感じたとしてもおかしくはありません。初めてプールや海に入ろうとすると泣いたり、見慣れない着物やドレスを着せようとすると嫌がったりするなど、初めてのことや慣れていないことを拒否する子はたくさんいます。また、風でカーテンが揺れるのを見たり自動で動く機械を見たりすると怖がる子もいます。大人からすればなぜ

嫌がるのか（怖がるのか）が不可解であったりすることも，知らないことが多い子どもであれば仕方がないし，その心理的背景には不安があることを理解してあげられると優しく対応することができるように思います。

　また，強い不安や緊張を感じている人は，あまり動かず消極的で怯えた態度をとるイメージがあるかもしれませんが，特に子どもの場合は必ずしもそうとは限りません。むしろ，不安や緊張を感じているからこそ，ゴソゴソ動いて落ち着きがなくなったりイライラして怒りっぽくなったりすることもあります。気持ちを紛らわすかのようにおどけてみせたり強がったりすることもあるでしょう。

　例えば，知能発達検査を行う際に，簡単な問題には元気に取り組んでいた子が，問題が難しくなるとゴソゴソし始め気が散ったりわざと間違えたりするようになることをよく見かけます。あるいは，発表会のときなどに落ち着かなかったり隣の子にちょっかいをかけたりする子も，本当は緊張しているのかもしれません。したがって，**気が散って落ち着きがない子やふざけているように見える子には，叱責・注意をする前にその子が不安や緊張を感じていたり苦手意識を感じて困っていたりする可能性を考える**ことが大切であると思います。子どもの気持ちをどのように解釈するかによって対応や指導は異なり，その結果もまったく異なるものになるでしょう。

　そして，不安の高い子ほど，自分が知っていることや慣れていることを好みそれ以外のことを拒否する，いわゆる"こだわり"が強くなったり，安心するための"お守り"のように玩具やぬいぐるみを手放せなかったりすることもあります。

(2) 幼児の対人緊張

　幼児には個人差があるものの"人見知り"が現れることはよく知られています。親など自分にとってなじみがある人とそうでない人とを区別し，なじみがない人には警戒して距離を保ちながら，どのような人なのかを吟味しようとする対人反応のひとつであると考えられます。

　この**対人緊張**が強いタイプの子は，公園に行っても同年の他児がいると遊

具に近寄れなかったり，他児が寄ってくると逃げたり嫌がったりします。それでも相手が寄ってきたり手を伸ばしたりしてくると，相手に攻撃的になってしまうこともあります。このような**攻撃的な行動は，実は不安や緊張から来る防衛反応（過剰防衛）である可能性がある**ため，指導する際には注意が必要です。つまり，攻撃的な行動をとったことを厳しく叱るだけの対応をしてしまうと，その子の人に対する警戒心や攻撃性をよりいっそう高めてしまうことになるかもしれません。改めるべきところは改めるよう指導する必要はありますが，あくまで冷静に対応し，さらには**その子が安心して遊べるように調整したり，集団生活に慣れていけるように配慮したり**していくことも大切です。

　対人緊張が強い幼児は，同年の子とは遊ばず大人や年長児と遊ぶことを好むことも多いです。それは，大人や年長児のほうが安心して遊べる相手であるのに対して，同年他児は急に自分の玩具を取ったり不可解な行動をとって自分を戸惑わせたりすることもあるからです。

　さらに言うと，1〜2歳くらいの弟・妹はもっとやっかいです。彼らは年上の自分の遊びや玩具に興味を示し，どれだけ嫌がってもかまうことなく邪魔をしたり接近してきたりします。押したり叩いたりすると親から叱られるし，相変わらず相手はめげることなくやってきます。そうなると，ますます弟・妹に対する敵意や警戒心が強くなり，何もないのに攻撃するようになることもあります。特にこれらの傾向は，一人遊び傾向が強く自分のペースを乱されるのをひどく嫌うASDの子にはより顕著に認められます。このような状況のときは，やはり**大人（親）が子ども同士の住み分けや仲介を行う**べきであると筆者は思います。子ども同士が自分たちなりに解決していけるようであれば，大人（親）は干渉するべきではないかもしれませんが，放置していると関係がどんどん悪化していく場合もあるので，少なくとも子どもたちの様子をしっかり見守ることは必要であると思います。

　また，対人緊張の強い子に，とても明るく元気な親戚や先生などが「こんにちは！」と大きな声で呼びかけ顔をのぞき込んだりすると，顔をそむけて萎縮してしまうこともよくあります。そのように子どもに声をかけてくれる

人は，子どもと仲良くなりたいという思いが強い"良い人"なのですが，対人緊張の強い子に対しては性急に距離を縮めようとするのではなく，**少しずつ段階的に慣れてもらえるよう，最初はあっさりした対応に**したほうがうまくいくように思います。

（3）分離不安症

　小児期特有の不安症には**分離不安症**があります。これは，**その子にとって愛着のある人（例えば母親）からの分離に対する過剰な不安症状（泣く，しがみつくなど）を認める**もので，幼児期にはたびたび認められます。特に幼稚園・保育園に通う子が親と分離するときに泣いたり親にしがみついたりしてスムーズに親から離れられないということはよく経験します。一般的には入園して間がない時期に多い印象がありますが，入園直後は好奇心が勝って泣かなかった子が，数か月ほど経ってから分離不安を示すこともあります。また，親と手遊びをしてから別れるというように，自分の気持ちの区切りをつけるために儀式めいたことをする子も少なくありません。

　園の先生たちにおいては，そのような子が園生活になじんで安心して過ごせるようになるために，**指示や教示はできるだけわかりやすく丁寧に伝え，穏やかな対応や共感的に接する**ことが大切です。集団生活を引率している先生からすると，なかなか泣き止まずなだめるのが大変な子は人手が割かれ困るかもしれませんが，できるだけ寄り添い優しく対応してほしいと思います。

　また，登園途中や親との分離時は泣いたり嫌がったりするけれど，親が見えなくなると気持ちが切り替わり，日中は元気に遊んですごせる子もいます。日中は気持ちも切り替わって元気に過ごしているのであれば，基本的には先生たちと協力して登園を続ける方針でよいと思います。しかし，もし日中も子どもが頻繁に怒ったり泣いたり固まっていたりするのであれば，園生活での不適応や園の先生との関係が不調になっている可能性もあるため，それらを点検し改善する必要があります。

　このように分離不安は幼児期にはよくみられる症状のひとつで，次第に落ち着いていくことが多いですが，中には長期化したり不登園や不登校に発展

したりするような例もあります。そのような場合には，しばらくは親子で登園（登校）し，生活を安定させ先生や他児との交流を充実させながら，段階的に分離を図っていくことが必要になることもあります。

（4）場面緘黙症

場面緘黙症とは，**多語文での会話が十分可能である子が，ある場面（場所）において，自らの意思で"話さない"のではなく"話せない"状態になってしまう症状が持続して認められる**ものです。多くの場合，家庭だとすごくおしゃべりで幼稚園・保育園のことも話してくれるのに，登園すると一言も話さず寡黙になってしまうということがあります。

場面緘黙症は，言語表出に関する不安・緊張を感じやすくなる気質や発達の傾向を持つ子が，言語表出に関するストレスを強く感じる何らかのエピソードが加わり発症し，その後の生活においてもさらに緊張やストレスが加わると症状が長引いたり強固になったりする可能性があると言われています（図Ⅳ-3）。

場面緘黙症への対応の基本のひとつは，**緘黙症が生じる場面（場所）における安心感を確保する**ことです。そういう意味では，話すことを無理強いしたりあえて話をしないといけない状況に追い込んだりすることは控えるべきであると思います。

また，**話せないことによる生活の不便さや不利益から守る**必要があります。場面緘黙症の子には，言葉は話せないけれどうなずいたり首を振ったりして意思表示ができる子もいたり，小学生以上だと筆談が可能な子もいます。本人が可能な方法で意思疎通を図ったり，人前で話す機会があるときは（親を介して）本人と相談して，免除したり誰かが代読や代弁するなどの工夫が必要です。

先述のように場面緘黙症の子は"話せない"のであり，先生やクラスメートたちと"関わりたくない"のでも"話したくない"のでもないことを理解することが大切です。ですから，「**話をしてもしなくてもあなたを受け入れる」という姿勢で子どもの生活や周囲との関係を調整し，温かく見守る**ことが大

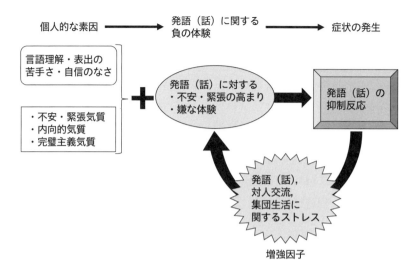

図IV-3　場面緘黙症の発症メカニズム

切であると思います。

　場面緘黙症の子に心理療法などを受けさせて，家族以外の人と話をすることへの自信をつけさせるという方法もありますが，症状が出る現場の環境調整をすることは必須です。

　幼児や軽症の子では，先述のような安心できる生活の確保を続けているうちに，友だち（あるいは先生）となら小声で話せるようになり，そのうち話せる相手や場面が増えていったり発話量が多くなったり声量が大きくなったりしていくことも少なくありません。

　なお，本人に園でも話がしたいという意欲が認められる場合は，負担の軽い状況や内容から段階的に話をすることを支援していく行動療法的な指導も有効です。

- 気が散って落ち着きがない子やふざけているように見える子に対しては，その子が不安や緊張，苦手意識を感じて困ってる可能性を考える
- 不安や緊張から攻撃的な行動をとる子に対しては，安心して遊べるように調整したり，集団生活に慣れていけるように配慮したりすることも必要
- 分離不安の強い子に対しては，幼稚園・保育園で先生方に穏やかに共感的に，できるだけ優しく接してもらうことが大切
- 場面緘黙症がある子に対しては，緘黙症が生じる場面（場所）における安心感を確保すると同時に，話せないことによる生活の不便さや不利益から守る

5 児童虐待，マルトリートメント

(1) 児童虐待，マルトリートメントとは何か

　わが国の児童福祉法には，「すべての国民は，児童がその年齢および発達の程度に応じて意見を尊重され，心身ともに健やかに育成されるように努めなければならない」と定められており，その最も重要な責任を負うのが保護者（一般的には親）であるとされています。しかし，ときには**保護者が子どもに対する義務を果たせず，むしろ子どもを安全ではない状態で生活させてしまうことがあり，それを児童虐待（あるいは子ども虐待）**と言います。

　児童虐待には，子どもに暴力をふるうなどの**身体的虐待**，養育や保護をしない**育児放棄（ネグレクト）**，性的行為をせまったり見せたりする**性的虐待**，暴言や差別的扱いをしたり暴力行為（激しい夫婦喧嘩やきょうだいが虐待されるなど）を見せたりする**心理的虐待**があります。

　児童虐待の相談窓口としては児童相談所（全国ダイヤル：１８９）があり，全国の児童相談所に寄せられる児童虐待相談件数は年々増え続けています。そして，幼児や発達障害のある子は虐待の被害を受けるリスクが高いことも知られています。

また，近年では家庭だけではなく学校や幼稚園・保育園等においても，指導者（幼稚園・保育園の先生など）から子どもが虐待に類似する不適切な指導を受ける事例報告が報道されることがあり，**児童虐待をはじめそのような不適切な養育や指導**を総じて**マルトリートメント**と言います。

（2）虐待やマルトリートメントの影響

　児童虐待やマルトリートメントが子どもの発達に与える影響は非常に深刻です。

　たとえ身体的な怪我や病気がなくても，そのような状況におかれている子は保護者や指導者との愛着形成ができず，対人関係の問題を抱えやすくなります。ときにはわざと悪いこと（怒られるようなこと）をするようになったり，反抗的で挑戦的な態度をとったりするようになることもあります。また，人形やぬいぐるみを痛めつけたり玩具を破壊したりするなど，暴力的で破滅的な遊びをすることもあります。そして，愛着形成や人との関係の不調は，自己理解をゆがめたり自尊心の低下を招いたりしやすく，言語や社会性などの発達に遅れを生じさせ，日常生活の自立も遅れやすくなります。

　さらに，つねに気が休まらない状態が続くことで過覚醒状態に陥ると，多動傾向や興奮しやすい状態になり，次第に感覚や感情が麻痺して感情の理解やコントロールが困難になるおそれもあります。安全と危険の認識も曖昧になり，自分を傷つけるような危険な行為をするようになることもあります。そして，大人になっても過去の記憶に苛まれたり，脳機能や身体に様々な反応や症状が現れ対人関係や生活に支障をきたす，いわゆる**発達性トラウマ障害**を引き起こしたりすることが知られています。

　近年の研究では，被虐待体験は被害者の脳に萎縮や機能低下を生じさせたり，人の心理や行動に関与する遺伝子の発現に影響を及ぼしたりすることが報告されています。

　そして，そのような不適切な養育や指導を受けた経験は，その人が別の誰かを指導したり養育したりする立場になったときに，同様の対応をさせてしまう可能性があり，本人の防止意識が高くないと，さらにその影響や被害が

広範囲に広がっていく危険もあると考えられています。

また，クラスメートを叱ると自分は叱られていないのに泣いてしまう子がいるという話を聞くことがあります（家庭でもきょうだいを叱っていると泣いてしまう子がいます）。特に幼児にとっては注意されている子と注意されていない自分との違いがわからなかったり，自分も安全ではない（あのように叱られるかもしれない）という不安を抱いてしまったりするのかもしれません。いずれにしても子どもを激しく叱責・注意したり体罰を行ったりすることは，直接された子へのダメージだけではなく，そのような場面を目撃した周囲の子たちにも心理的なダメージを与えることになるため，慎むべきであると思います。

（3）トラウマと子ども

自分では対処できない耐えられない心理的ストレスで，その後様々な精神症状の原因となるものを**心的外傷（トラウマ）**と呼びます。トラウマには災害や事故・事件など命の危険を感じるような大きな体験で生じるものもありますが，児童虐待やマルトリートメントのように慢性的に持続する心理的ストレス体験でも生じます。

トラウマは，適切に処理されないと生涯にわたって影響を及ぼすことが知られています。特に幼児や発達障害のある子の場合，自分がなぜこのような境遇に置かれ（なぜこのような対応をされ），どうしたらよいのか，いつまでこのような状況が続くのかなどわからないことが多いことからも，大人以上に受傷するトラウマは深く，適切に処理されることなく記憶や心理の奥底に根深く滞積する可能性が高くなります。そして，年齢が上がると表面的な行動の問題が多くなり，ますます処理が難しくなっていく可能性があります。

臨床現場では，「子どもをどのように叱ったらいいですか」という相談を受けることがあります。身体の大きな大人が感情的に激しく叱ったり，力で抑え込んだりするようなやり方をすれば，表面的（あるいは一時的）には子どもを従わせることができても，子ども自身の理解や意欲を伴った行動にはつながりにくいのではないかと思います。筆者は，そもそも子どもの指導に

おいて叱ることを前提にしないことを勧めていますが，もし仮に良い叱り方があるとすれば，それは，**子どものことを思いやり落ち着いた雰囲気で，何がいけなくてどうしたらよいのかを気持ちをこめて丁寧に教えること**であると思います。そして，子どもを良い行動に導く工夫を施して根気強く指導することであるように思います。そのような姿から遠ざかれば遠ざかるほど，叱ることの教育的効果は弱まりトラウマという副作用が強まることを忘れないようにしないといけません。

　また，子どもがサッと言うことをきく魔法のような方法があるのではないかと期待する方もいますが，子育てにおいて大切なことは昔から変わらず，**子どもへの理解と共感をもとにわかりやすく地道に教えながら成長を待つこと**であると思います。子育てに魔法はありません。ただ，工夫と日々の積み重ねで魔法のような結果を得ることはあります。それはさながら手品のようにタネと仕掛けが必ずあって，それらの工夫と努力の賜物なのです。

　一方，子どもが癇癪を起こすことやお互いの関係が壊れるのを恐れすぎて，大人が子どもの意に反する指導をすることを放棄してはいけません。子どもの育成には，**ときに子どもの思いに反することを促す必要がある**こともありますが，その場合でも子どもに対する理解と共感を忘れず丁寧に対応することが必要であり，結局，威圧的な指導も放任的な指導もどちらも子どものためにはならないと言えると思います。

(4) 児童虐待のリスク要因

　児童虐待については，被害にあう子ども側にも加害をしてしまう保護者側にも，それぞれに虐待のリスクを上げてしまう様々な要因が知られています。もちろん，このリスク要因があると必ず児童虐待が生じるということではありませんが，児童虐待対策においては大切な情報となります。

　子どもに関しては，保護者が育児不安や育児困難感を感じやすくなる特性や傾向を持つ子が被害にあいやすくなると言われています。その中には発達障害を持っていたり慢性的な持病を抱えていたりする子などが含まれますし，疳の強い子や色々なことに過敏であったり不安緊張を強く感じやすい気質の

子も含まれます。また，年齢としては幼児期が被害にあいやすい年代であると言われています。

　一方，保護者側については，保護者自身が発達障害や精神疾患などによる悩みを抱えていたり，経済的に困窮し生活に余裕がなかったりするなど，子どもや育児に対して落ち着いて取り組めないような背景を持つ場合があります。特に養育者が孤立していて相談できる人や援助してくれる人がいない状況は，育児に対する負担感を増大させ，よりいっそうリスクが高まることが懸念されます。また，先述のように保護者自身が虐待やマルトリートメントを受けて育ってきた背景がありそれを修正することができなかった場合や，望まない妊娠・出産などもリスク要因のひとつです。

　さらに，虐待やマルトリートメントをしてしまう大人によく共通してみられる傾向のひとつに，**子どもに対する要求水準が高い**ことがあります。つまり，子どもの年齢や状況では難しいことなのに，それができないことでイライラして虐待をしてしまうのです。しかし，そのような保護者の心理的背景には社会の風潮も影響しているかもしれません。様々な情報が氾濫する現代では，子育てへの不安や焦りを煽るような情報に保護者が振り回されてしまうこともあります。また，やることが増え生活が多忙になると，子どもに合わせる余裕を失い，むしろ子どもに求めるものが増えてしまうこともあるでしょう。そして，何についてもスピードや早期化を求める傾向が社会全体にあると，その流れについていこうとして保護者は子育てを焦ってしまうかもしれません。

　児童虐待は社会全体で防止していかないといけない重要なことですが，そのためには単に加害をしてしまった保護者を糾弾したり罰したりするだけではダメで，それぞれの背景を探りリスク要因をいかに軽減させていくのかを考えていかなければなりません。

　特に発達障害のある子は，その子の特性に応じた工夫が必要になることがあるので，そのことについて保護者とともに考えていくことが求められます。さらに，発達障害のある子とその保護者は，周囲から批判されたり排他的に扱われたりするリスクも高く，孤立しやすいことにも注意が必要です。**幼稚**

園・保育園の先生たちの，保護者への寄り添いや協力姿勢によって保護者が安定すると，家庭生活も安定し，子どもも安定して元気に成長していくことができます。

(5) 児童虐待への対応

　児童虐待防止法には，児童福祉に関係する団体・施設に対して，児童虐待の早期発見と防止に努める義務が定められています。したがって，療育センターは最寄りの児童相談所と連携したり相談したりすることもよくあります。地域には児童相談所の他にも保健所や保健センター，自治体の対応部署や地域の関係機関合同の対策協議会など，児童虐待対策や子育て家庭を支援する機関などがあり，必要に応じてそれらの機関との連携を図ることもあります。

　また，児童虐待への対応としては，早期発見・早期対応だけでなく**発生予防（リスクの軽減）対策**も必要です。発達障害者支援法では，保護者自身のセルフケアや子どもに対する適切な指導についての知識と技術を習得することを目的とした**親教育（ペアレント・トレーニング）**を普及させることを目指していますが，これも児童虐待の防止という意味があると考えられます。ペアレント・トレーニングについては第Ⅴ章で説明したいと思います。

- 児童虐待やマルトリートメントが子どもの発達に与える影響は深刻
- 子どもを激しく叱責・注意したり体罰を行ったりすることは慎む
- 保護者への寄り添いや協力姿勢があると，保護者も家庭生活も安定し，子どもが元気に成長していく助けになる
- 児童虐待は早期発見・早期対応だけでなく，発生予防（リスクの軽減）対策も重要

名作から学ぶ
発達障害児支援のヒント

『手袋を買いに』から学ぶ
"小児期の体験の大切さ"

みなさんは，愛知県の童話作家である新美南吉氏の『手袋を買いに』を知っていますか。

> あるキツネの親子が，子キツネの手袋を買いに人間の街にやってきます。しかし，お母さんキツネは人間が怖くてどうしても街に入ることができません。そこで，店のドアの隙間から人間の手に化けた片方の手だけを店員に見せて注文するように教えて，子キツネに一人で手袋を買いにいかせます。しかし，子キツネはお店で注文するときに，うっかりキツネの手のまま差し入れて手袋を注文してしまいます。店主はお客がキツネだと驚きましたが，何も言わず手袋を売ってあげます。その後，子キツネは家の中で人間の子どもがお母さんに優しくあやされている姿を窓越しに眺め，自分も恋しくなってお母さんキツネの元に帰ると，「人間はちっとも怖くないし，いいものだったよ」と報告しました。

きっと，お母さんキツネは人間に関するトラウマがあったのでしょう。だからどうしても人間への恐怖心や不信感を拭いとることができず，大人になっても人間の街に入ることはできませんでした。しかし，人間のやさしさに触れる経験ができた子キツネは，おそらくその後も人間の街で色々な買い物ができるのでしょう。このように，子どものころの体験は将来の心理や行動にも影響を及ぼします。

ある自閉症の青年が「（自分がこうして元気に成長できたのは）僕のことを理解しようとしてくれた人たちがいてくれたことが大きかったです」と語ってくれたことがあります。よい対人交流経験によって得た人への信頼感は，ときには厳しく嫌なこともある人間社会で元気に生き抜いていくためにも必要で大切なものになります。

人は人によって育てられ，人とともに生きていくものです。特に周囲から誤解されやすかったり対応に工夫が必要であったりする発達障害のある子にとっては，子ども時代にどのような人に出会いどのような関わりや援助を受けたのかが，将来を左右する大切な要因になるように思います。

ケースレポート

それぞれの診断

Aさんの場合

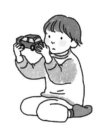

　お医者さんはAさんのお母さんに，先ほど行った発達検査の結果の説明を始めました。検査結果でわかったことは，Aさんはパズルや積み木などを使って取り組む課題は比較的できていましたが，言葉のやりとりを必要とする課題は苦手で総合的な発達も少しゆっくりしているということでした。また，Aさんは自分の興味があるものに没頭しやすく，周囲の人からの関わりがあってもそれに反応するのが弱い様子であることを伝えられました。
　「このように自分の興味に没頭する傾向の強さはAさんの強みでもあるのですが，強すぎてしまうと周囲の状況に合わせたり人とコミュニケーションをとったりするときには不利になってしまうことがあります」
　お医者さんは続けました。
　「そして，この傾向が強すぎてしまっていることがAさんの言葉が遅れている大きな原因であると思います」
　「この子は発達障害なのでしょうか？」
　お母さんは，勇気を出して尋ねました。実はここに来るまでに色々と調べていて，もしかしたらと思うことがありました。自然と胸がドキドキしてきました。
　お医者さんは一呼吸置くと，静かにお母さんに伝えました。
　「Aさんに見られるこの特性は，自閉スペクトラム症であるように思います」
　お母さんはある程度予想していたものの，その名前を聞くとなんだか涙が溢れてきました。ショックなのか，悲しいのか，あるいはこれまで悶々としてきたことの答えがわかって緊張がゆるんだのか，色々な思いが混ざった複雑な涙でした。
　お医者さんは，お母さんが落ち着くまでじっと動かず静かに待っていました。

Bさんの場合

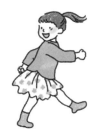

お医者さんは，先ほど行った検査の結果をお母さんに説明しました。Bさんの知的発達は年齢相応のようであると聞いて，お母さんは少し安心しました。

「ただ，お母さんが言われるようにBさんは気が散りやすく不注意なミスを起こしやすいことや，集中があまり長く続かない様子でした。家や保育園で見られる様子が検査場面でも見られました」

お母さんは（やっぱり気のせいではなかったのだ）と思いました。
「お母さんは，ADHDという発達特性をご存じですか」
「AD……，確か多動症とか言うものですか」
「正式には注意欠如多動症と言います」

お医者さんの説明するADHDの特徴は，Bさんの特徴によく当てはまるようにお母さんは思いました。

「あと，手先が不器用なところがあって描画では苦戦していたようですね。先ほど診察したときも手指の動きがぎこちなかったり片脚立ちの姿勢が不安定だったりしましたね」

お医者さんは，ADHDを持つ子は不器用さを伴うことがよくあることをお母さんに伝えました。

「ADHDや不器用さは，もともとBさんが生まれ持った特性のひとつであって，決してBさんがふざけているわけでもないし，お母さんやお父さんのしつけができていないということではありません」

お医者さんは続けました。

「ただ，そのような特性によって失敗が続いたり周りから注意されたりすることが続くと，次第に本人が自信を失ったり自己嫌悪に陥ってしまったりすることもあるので気をつけなければなりません」

お母さんは，これまでBさんに注意したり怒ったりしてきたことを思い出し，後悔する気持ちがわいてきました。

「でも，Bさんは天真爛漫に成長してくれているようです。それはお母さんたちのおかげでもあると思います」

そういうお医者さんの言葉にお母さんは顔を上げました。

「Bさんはこれからも元気に成長していく子です。そのためにもBさんの特性を周りの私たちも理解して，それに適した工夫や対応があれば知っておくことが大切だと思います。発達の診断はその手がかりになるものです」

そう言って、お医者さんは具体的な対応の工夫やBさんにとって集中しやすい環境調整について話を進めました。

Cさんの場合

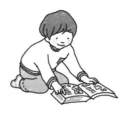

「先ほどの検査の様子はいかがでしたか。Cさんは普段どおりの様子でしたか」

お医者さんからの問いかけに、Cさんのお母さんは何と答えてよいか迷いました。お母さんは、マイペースで落ち着きのないCさんの行動に少し動揺していました。

「幼稚園の先生は落ち着きがないと言われるけれど、家では何も困ることはないし問題はないのです」

お母さんは言いました。

「そうですね。Cさんは元気ないい子で、先ほどの発達検査の結果でも色々なことをよく知っている子だなあと思いました」

お医者さんの返事にお母さんは少しほっとしました。

「ただ……」とお医者さんは続けました。

「Cさんは得意なことも多いけれど逆に苦手なことがあったり、ちょっと個性的なところもあったりしました」

お医者さんは、Cさんは知的発達に遅れはなく具体的な言い方での質問や指示はよくわかるものの、抽象的な言い方での質問や指示は難しくなりやすいことを指摘しました。

「ご家庭ではお母さんからCさんへの個別的な声掛けや具体的な指示が多いし、Cさんも経験的に知っていることが多いのでそれほど困ることはないかもしれません。しかし、幼稚園では先生から全体に向かっての一斉指示が多く、家とは勝手が違うし次々と新しいことに取り組まないといけません。だからCさんにとっては戸惑ってしまうことが多いのかもしれませんね」とお医者さんは言いました。

「それから、Cさんは得意な課題や興味を持った課題にはすごくしっかり取り組めるのですが、興味が薄れると気が散ったり拒否してしまったりすることが多い様子でした。先ほどの検査でも、難しい問題になると席を立ったり遊んでしまったりする様子でしたね」とお医者さんは続けました。

お母さんは検査中のCさんの様子を思い出していました。

「Cさんは、自分が興味あることに注意が集まりやすい傾向が人一倍強い様子でした。このような傾向は好きなことを極める強さにもなりますが、逆に興味や注意を向けていないものには反応や対応が鈍くなってしまい、自己主張が強い感じになったりマイペースに見える行動につながってしまったりすることがあります」

お母さんは，Cさんが友だちの使っている玩具にばかり目が向いて相手を気にせず奪い取ってしまう行動や，相手の状況を気にせず自分のしたい話を一方的にしてしまう様子を思い浮かべました。
　「先生，Cは発達障害なのでしょうか？」
　お母さんは気にしていたことを思い切って尋ねました。
　「そうですね。Cさんは自閉スペクトラム症と呼ばれる発達特性に当てはまる部分が多いように思います」とお医者さんは答えました。
　「自閉……自閉症のことですか？」
　「自閉スペクトラム症とは自閉症とそれに共通する発達特性を持つ一群の名称です。Cさんはその特性を持っているのではないかと思われます」とお医者さんは続け，自閉スペクトラム症について説明しました。Cさんのお母さんは，自閉スペクトラム症には言語や認知の発達に遅れを認めず小さいころから数字や文字などに興味を持ち，好きなことの知識も豊富なタイプもいて，昔はアスペルガー症候群と呼ばれていたことを知りました。また，自閉スペクトラム症には聴覚過敏などの感覚特性を認めるということも，Cさんに当てはまることでした。お医者さんは続けました。
　「Cさんはとてもいい子です。あとは，自分の興味やペースだけでなく相手や周囲の状況にも応じて行動や気持ちを切り替えられるようになれば，もっと幼稚園が楽しくなると思います。また，感覚過敏による困りごとを解決してあげる必要もあります。そして，これらの成長目標をCさんが達成していくためには，幼稚園の先生の協力も必要だと思います」

Dさんの場合

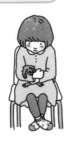

　お医者さんは，Dさんの両親にDさんが知的発達は実年齢相応であることを説明し，「ただ，……」と続けました。
　「ただ，Dさんは非常に緊張しやすい性質を持っているようで，特に自分が注目される課題は答えられなかったようです」
　Dさんの両親は，先ほどの検査でDさんが説明や自分の目や鼻を指差すことを求められる課題に答えず固まっていたことを思い出しました。
　「Dさんにとっては初めての場所でたくさん質問をされたので本当に緊張したと思いますが，よく頑張ってくれました」とお医者さんはDさんをねぎらいました。
　「Dさんが家では話が上手にできるのに幼稚園では一言も話せない状態が続いているということですが，どうやら場面緘黙症と呼ばれる状態であると思われます」とお医者さんは言いました。そしてDさんの両親に場面緘黙症について説明をしました。

「話さないのではなくて，話せなくなってしまうのですか？」とお父さんが尋ねました。

「はい。例えば私たちが高いところに行ったり怖いものを見たりすると足がすくんで動けなくなってしまうことがありますね。場面緘黙症は特定の場面や場所で口や身体がすくんでしまうような状態が持続してしまうと考えるとわかりやすいかもしれません。何らかの理由で幼稚園では不安・緊張のスイッチが入ってしまい話ができなくなってしまうけれど，帰宅するとそれが解除されるので元気にお話ができるのです」とお医者さんは説明した後，こんなことを尋ねました。

「Dさんにとって話すことへの不安や緊張が高まるような出来事で，思い当たることは何かありますか？」

Dさんのお母さんは，はたとあることに気がつきました。

「そういえばこの子，年少のころにどもりが出ていたのです」

「吃音のことですね。幼児期には一時的にでも認められることがよくあります」

「はい。今は落ち着いていますが，年少の秋ごろからときどきどもることがあって……」

「そうでしたか」と，お医者さんはうなずきました。

「ちょうどそのころ，劇の発表会もあったからすごく緊張していました。本番もすごく小さな声でセリフが聞き取れないくらいでした」

「確かにそのようなことがありました。それで話すことへの不安が高まったのですね……」と，お父さんもうなずきました。

第 V 章
幼児期によくある相談

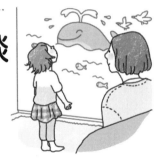

　幼児期の子は，あらゆることが発達途上であり，大人とは異なる点が多いです。そのため幼児期の診療では，子どもの発達のほかにも情緒や行動に関する相談や生活習慣づくり，さらには就学に向けての進路選びなど様々な相談が寄せられます。本章では幼児期によくある相談内容について解説します。しかし，子育ての正解はひとつではありませんので，それぞれの親子にとっての正解を見つけることが大切です。

1　言葉の遅れ

(1) 言葉の遅れで受診する子の見立て

　幼児期の発達において最も保護者の関心が高く乳幼児健診でも重視されるもののひとつが，言葉の発達であると思います。そのため，療育センターには**言葉の遅れ**を主訴に受診する子が非常に多いです。

　第Ⅲ章の言語症の節でも説明したように，診察では**言語発達のピラミッド**（図Ⅲ-3）をイメージしながら子どもの診察を進めていきます。家庭状況や親子関係はもちろん，子どもの聴力に問題はないかどうか（**難聴**の可能性），知的発達や言語理解力はどうか（**IDD**＊知的発達症の可能性），"人とのやりとりの力"はどうか（**ASD**＊自閉スペクトラム症の可能性）などを念頭に置きながら実際の発語・発話状態を確かめていきます。あくまで筆者の印象ですが，対人緊張（**不安**）が非常に強い子も，言語発達の遅れを主訴に受診することがあるように思います。

　最近では出産直後に聴覚の検査をされている子も増え，難聴の子はすでに

119

病院で診てもらっていることが多くなりましたが，特に幼児は滲出性中耳炎などを罹患することで聴力が低下することもあるので注意が必要です。

（2）言葉の発達の促し

さて，子どもの言葉の発達を促すためには，言語発達のピラミッドをしっかり構築していくことが大切です。

言語学習という点では，言葉をたくさん聞いて憶えることが大切です。ですから子どもの周囲にいる私たちとしては，子どもの興味や体験に合わせて（子どもに共感しながら）いっぱい言葉をかけてあげる必要があります。ただし，まだ聞き取りの力が弱い幼児の場合，多種多様な言葉をたくさんかけるのではなく，**子どもにとって聞き取りやすい言葉を繰り返しかけていく**ことが大切です。

そういう意味では，最初のころはいわゆる**幼児言語**と呼ばれる言葉でもよいと思います。いずれ大人の使う言葉に修正していくことになりますが，言葉を憶え使うことの楽しさを早く実感できるという点では，幼児にとって聞き取りやすく学びやすい幼児言語もよいのではないでしょうか。

よく，言葉の発達を促すために絵本の読み聞かせがよいと言われますが，特に言葉の発達がゆっくりしている子に対しては，いくつかのポイントがあります。まず，最初のころはできるだけ読む言葉が少ないものを選ぶとよいと思います。長い文章を聞かされるだけで絵も変化しない状態が続くと，子どもは飽きてしまいます。必要であれば適当に読む部分を省略して展開を早くしたほうがよい場合もあります。絵本の読み聞かせが子どもの言語発達によいと言われる理由は，**子どもが親とともに同じものを見て楽しみながら言葉を聞ける**ということであると思います。だから，大切なことは子どもが最後まで楽しめるように読むことです。そして，子どもの読み聞かせを楽しむ持続時間に合わせて，徐々に読む量を増やしていくとよいでしょう。ただし，子どもと大人とでは知識や経験に差があるため，同じものを見ても感じ方は異なります。感想まで親子で一致させる必要はなく，それぞれの感想を尊重することも長く一緒に絵本を楽しむための秘訣だと思います。

幼児期によくある相談 ■ 第Ⅴ章

　なお，子どもによっては絵本よりも図鑑のほうが好きな子もいるし，本は
あまり好きではない子もいます。先述のように，大切なのは親と子が同じも
のを見て（共有して），それにちなんだ言葉を子どもが聞くことですので，
必ずしも絵本にこだわる必要はありません。子どもが興味を持っているもの
に大人が合わせて，言葉をかけてあげればよいと思います。

　さて，私たちが喋っている言葉に子どもが注目し興味を向けてくれるため
には，子どもに**"人とのやりとりの力"を促す**ことが必要になります。そのた
めには，人と一緒に遊ぶ経験を充実させて，人に対する興味や注目を促して
いくことがよいと思います。したがって，家庭や幼稚園・保育園における人
との交流（遊び）も，子どもの言語発達を促すためには大変重要なことです。
よく，幼稚園・保育園などの集団活動に通い出したら言葉が伸びたという子
がいますが，人とのやりとりの力が促され，言葉を学び取る機会が増えたか
らではないかと思います。

　また，「どのような遊びをするとよいですか？」と尋ねられることがあり
ますが，子どもと一緒に楽しく遊べるのであれば何でもよいと思います。し
かし，あえて言うのであれば，最初のころは**身体を使った遊びを一緒にする**
ことをお勧めします。一緒に手をつないで走ったり跳んだり，リズムに合わ
せて一緒に踊ったりあやしたり，あるいはスキンシップを図ったりじゃれ
あったりするような遊びです。そのような遊びは**幼児にとって楽しみやすい
うえに，相手の動きに注意を向けリズムやタイミングを計って自分も動く要
素が多く，相手（人）への興味や注目が促されやすい**のではないでしょうか。
もちろん怖がりの子や運動が苦手な子に対しては，補助をしたり無理がない
ように配慮したりする必要があることをつけ加えておきます。

　一方，玩具を使う遊びは少し注意する必要があります。玩具は探究心や操
作力を育むうえではよいですが，玩具にばかり注目して人を見なくなる（無
視するようになる）子もいるからです。玩具を見つけるとそれに没頭して一
人遊びになってしまう子の場合は，玩具で遊ぶ時間と人と（で）遊ぶ時間の
バランスを図るようにすることが大切です。

　また，まだ一緒に遊ぶのが難しい子の場合は，まずは**そばに寄り添うこと**

から始めるとよいと思います。そのときは，子どもに「○○したら？」など
と指示したり，「そうじゃないよ」などと子どものやり方を批判したりせず，
**その子の遊びに入門させてもらうような気持ちで，子どもの主体性を大切に
して寄り添います。**そして，できれば子どものやっていることを言葉にして
言ったり，子どもが発した声や言葉があればそれをまねたりしてみてもよい
でしょう。

　もちろん，家の中ばかりでなく，近所の公園や児童館など他の子どもがい
る遊び場に親子で出かけることもよいと思います。幼児は最初のころは親と
遊ぶことを好みますが，次第に親よりも同年他児に興味を示し，他児に寄っ
ていったり他児のやっていることをまねたりするようになります。ただ，子
ども同士が協力や譲り合い（順番待ちや物の貸し借りなど）ができるまでは，
大人はそばにいて見守り，必要に応じて指導する必要があります。また，そ
のような社会性を伴う遊び方は，子どもに配慮できる親（大人）と遊ぶ際に
練習ができます。ときには自分の思いどおりではない方法でも楽しめるよう
になることが大切ですが，そのようなことも親（大人）やすでによい関係が
できている相手との遊びの中で練習することができます。

（3）言語発達と長時間のメディア視聴
　最近は，**長時間のメディア視聴が子どもの言語発達に与える影響**について
心配されることも多いです。メディア視聴と言語発達との関係については
様々な報告があり，これからも検討していかなければならないことが多いの
が現実です。

　しかし筆者の臨床的な感想で言うと，メディアの長時間視聴は子どもの言
語知識を増やす可能性があると思います。言葉は子どもが興味を持って見聞
きすることで学習されていきますので，例えばメディア（動画やDVDなど）
を長時間視聴する習慣のある子はそれで見聞きした言葉を憶えていくことが
あるようです。しかし，そのようなメディアから学んだ言葉は，実際の生活
における対人交流の経験で学んだものではないため，実践的に使うことがで
きず，独り言や会話にならない一方的な言葉になってしまう可能性がありま

す。

　最近では，言葉の遅れを主訴に受診した場合でも，外国語のメディア視聴が多い子では英語を言うケースがときどきみられます。しかし，その子は「言葉（日本語）が話せない」あるいは「会話ができない」といって受診されるのです（もちろん，両親も日本人でありその子も日本で生まれ育った子です）。つまり，興味とともにメディアを通して憶えた英語は実際の生活では使えず，一方で本来生活圏の言語であるはずの日本語は憶えていないということなのだと思います。

　やはり，基本的にメディア視聴は一人遊びですので，長時間視聴し続ければ生身の人との交流機会は減り，そこから学ぶはずの言葉の習得が遅れるおそれがあると思います。子ども自身が言語学習が得意であったり，人との遊びや対人交流の機会をしっかり確保されていたりする場合は，このような長時間のメディア視聴のデメリットを克服することができるのかもしれません。しかし，特にIDDやASDなどの発達障害を持つ子にとってはその克服が難しくなるため，要注意なのではないかと感じています。また，保護者自身がメディア視聴が多すぎて子どもとの交流機会が少なくなっている場合でも，子どもの生活圏の言語学習の機会が失われ言語発達に影響を与える可能性があるでしょう。

　メディアの長時間視聴が言語発達に与える影響は，子ども自身の特性や生活全体のバランスなどによって異なるかもしれませんが，特に幼児期のお子さんのいるご家庭では，**できるだけ生身の人とのコミュニケーションや交流の機会を積極的に作ってほしい**と筆者は思います。

- 子どもの言葉の発達を促すのに大切なことは……
  ・子どもにとって聞き取りやすい言葉を繰り返しかけていく
  ・身体を使った遊びを一緒に行うことで相手（人）への興味や注目を促し，"人とのやりとりの力"を育む
  ・できるだけ生身の人とのコミュニケーションや交流の機会を積極的に作る

② 教示理解の困難

(1) 教示理解の困難で受診する子の見立て

保護者や先生たちの悩みとして，**指示したり教えたりしたこと（教示）を子どもがしない（できない）**という訴えは多いです。その場合に考えられることとしては，①教示を聞いていない，②聞いていたが教示されたことが理解できない，③聞いていたし理解もしたがしたくない／④できない，の4つがあります。発達障害の中では，①は**ADHD**＊注意欠如多動症や**ASD**，②は**IDD**や**ASD**および**言語症**の可能性が考えられ，③と④についてはすべての発達障害で生じる可能性があります。

子ども自身の特性だけでなく，**具体的にどのような状況でどのような教示に応えられなかったのか（子どもはどのような反応をしたのか）**を詳細に確かめる必要があります。また逆に，**このような教示なら応えられる**というもの（個別に伝えればできる，具体的に言えばできる，ひとつずつ伝えればできる，見通しを立てて指示すれば動ける，など）も大切な情報です。中には大人の要求水準が高すぎて，その年齢の子にとっては難しいと思われる教示をしていることもあるので注意が必要です。

(2) 教示の工夫

ADHDの子やASDの子は他事に注意を奪われ，自分に言われた指示を聞いていないことがよくあります。特に幼稚園・保育園等での一斉指示は，個別指示と違って"自分に言われている"という感覚が弱くなるため，**本題に入る前に子どもの注目をしっかり促しておく**必要があります。また，**子どもが目移りしてしまいそうな"誘惑になるもの"は減らしておく**ことも大切です。

しかし，子どもが教示を聞いていたとしても，その意味がわからなければ応えることはできません。その場合は，**こちら側の伝え方が適切であったのかどうかを考える**ことも必要です。特に幼児では，大人に比べて語彙力が不十分であったり言われたことをすぐ理解できなかったりすることもあるので，使う言葉の選択や教示の長さなどによっては伝わらないこともあります。「他

の子たちはわかっている」とか「わからないほうがいけない」と思うのではなく，**伝える側が聞く側の状態を理解しそれに適した言い方をする**ことが，指導者に求められる姿勢であると思います。

　特にASDのある子は，話し手の考えているイメージがそのまま伝わるように，具体的な表現や見てわかる手がかりになるものを活用することも大切です。

　また，特にASDのある子にとっては疑問系指示，省略系指示，否定系指示は効果が薄いどころか，かえって裏目に出ることが多いので注意が必要です。例えば，高いところによじ登っている子に「そんなところに登っていいの？」と注意（疑問系指示）すると，「いいの」と答えてどんどん登っていくかもしれません。あるいは，「相手の気持ちを考えなさい！」と注意（省略系指示）しても，相手の気持ちを考えるかもしれませんが，やっている行動を改めることにはなりません。

　そして「××ダメ！」とか「××やめなさい！」という否定系指示は様々な意味で注意する必要があります。そのような指示は，自分の気持ちを真っ向から否定されたと子どもが感じて反発することも少なくありません。また，否定系指示ではやめさせたい行動をあえて言葉（先述の"××"の部分）にして伝えてしまっているため，やめさせたいはずの行動がよりいっそう子どもに印象づけられてしまう可能性もあります。「走ってはダメ！」と子どもに言うとよけいに走っていってしまうのは，"走る"ということを強調してしまっているからなのかもしれません。そのため，「○○しようね」とか「○○します（しましょう）」というように，**やってよいこと，あるいはやってほしいことを強調する肯定系指示**を意識していくとよいと思います。

　また，子どもへの指導の際には必ず子どもの立場にたって考え，子どもの行動の理由や意味を考える必要があります。人の行動の背景にはその行動を起こす人の思いや考えがあり，何らかの目的のために様々な行動が選択されます（図V-1）。

　ところが，中には周囲の者たちにとって好ましくない行動（**NG行動**）が選択されることがあり，通常それに対して注意や制止の指示が入れられます。

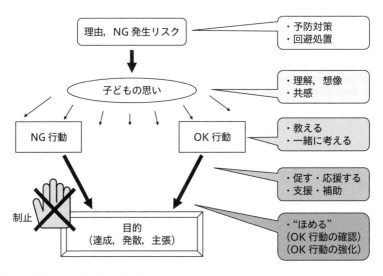

図V-1　子どものNG行動への指導

　しかし，それだけの対応だと子ども本人にとっては何も解決しておらず，目的への意欲が強ければ何度も同じ試み（NG行動）がされたり，より強力なNG行動が選ばれたりする可能性もあります。
　子どもにとって一番必要なのは，どうしたらよいのかを知ることであり，周囲にとっても，子どもが好ましく適した解決行動（**OK行動**）を習得することが根本的な解決となります。だから，よくない行動をやめさせたければ，それに代わるよい（適切な）行動を一緒に考え，具体的に伝えて促す必要があります。つまり，「××ダメ！」という否定系指示だけではなく「〇〇してね」とか「〇〇しましょう」といった肯定系指示をしっかり行うことこそが，子どもへの真の指導となるのだと思います。
　幼児期は，生活や社会性の基本的な知識や規範を学ぶ時期です。年齢が上がれば，自分で答えを考え導き出すように指導していく必要がありますが，その前に，**物事を考えるための材料となる基本的な知識と指針となる物事の道理を，わかりやすく教えて蓄積させておく**必要があるのではないでしょうか。
　そして，肯定系指示を伝えるためには，まず**子どもに共感しその行動の理**

由や意味を理解する必要があります。さらに教えたOK行動を子どもができるように、**タイミングよく促したり一緒にやったり手伝ったりする**などの協力も必要となります。そして、**子どもがOK行動をしたらそれをほめることで定着を図る**ことも大切です。

さらにつけ加えるならば、子どものNG行動やそれに至る思いには原因があり、NG行動を引き起こしやすい状況があったりもします。そのため、それらに対する**予防や回避の工夫**が必要になることもあります。

例えば、子どもは退屈な状態になると落ち着きがなくなったりいたずらをしたりすることがよくあります。その場合、いくらそのNG行動を注意しても問題は解決しません。なぜなら退屈な状況は何も変わっていないからです。この場合、**具体的な活動を子どもに提供し、退屈を解消する**ことが大切になるでしょう。

このように、周囲の人たちにとっての問題（子どものNG行動）ではなく、子ども自身にとっての問題（NG行動をとってしまう原因やOK行動がわからないかできない理由）を解決することこそが、真の解決であるように思います。

(3) 目標設定の工夫

人のパフォーマンスは複合的なものであり、本人の能力や心理状態（意欲や自信など）だけでなく、環境条件や課題の難易度（目標や要求水準）などのバランスが大切であると思います。つまり、本人の持つ能力と課題の難易度が合っていなかったり、その子が課題に取り組むのに適さない環境や心理状態であったりすれば、本人にとっても指導者にとっても思うような成果は得られないということです。特に子どもたちの環境条件や課題の難易度は、私たち大人側が設定していることに留意する必要があるように思います。

幼児期は個人差が大きく、同じ学年であっても課題を遂行するための基礎的な能力の状態が均一ではありません。また、幼児期はその子の気質や嗜好（興味）および経験などによる差も大きいため、指導者には**個々に適したきめこまやかな課題設定を行う配慮**が必要になります。

また，教示を聞いて理解していても，子ども本人にそれをこなす自信がなければ意欲はわかず，拒否したり気が散ったりふざけてごまかそうとしたりするかもしれません。そのような態度は教示されたことに対して不真面目な態度だと批判されがちですが，子ども本人は苦手意識を感じ困っているのではないでしょうか。だとするならば，そのような子どもに掛けるべき言葉は注意・叱責ではなく，励ましでありわかりやすく言い直した教示なのかもしれません。そして，**子ども本人が（それならできそう）と思える課題や方法あるいは目標を設定し直して指導する**ことが大切であると思います。ときには導入の際に補助が必要かもしれません。大人にとっては簡単に見えることでも子ども本人が自信を持てなければ，その課題に取り組む意欲はわきません。

　特に幼児や自信がない子の指導では，課題の難易度（目標や要求水準）をその子が実際にできることにどこまで近づけてあげられるかが成否の鍵であり，簡単な目標から始め子どもに自信をつけさせながらステップアップしていく，いわゆる**"スモールステップアップの指導"**が非常に重要です。有名な言葉に「失敗は成功の母」というものがありますが，ある親御さんは**「小さな成功こそが（大きな）成功の母」**と述べられました。特に幼児や発達障害のある子の指導においては憶えておきたい大切な言葉だと思います。

●教示理解が困難な子への関わりは……
・教示を行う前にあらかじめ子どもの注目を促し，気が散るものを減らしておく
・聞く側の子どもの状態を理解し，言葉の選択や教示の長さに配慮する
・やってよいこと，あるいはやってほしいことを強調する肯定系指示をしっかり行う
・子ども本人が（それならできそう）と思える課題や方法，目標を設定する

幼児期によくある相談 ❖ 第Ⅴ章

③ 多動傾向

（1）多動傾向で受診する子の見立て

　多動傾向の相談は，療育センターに受診する主訴の中でも非常に多いです。第Ⅲ章のADHDの節でも述べたように，多動傾向の原因は様々なので，診断に際してはその見立てが大変重要となります。

　特に注意しないといけないことは，その場面の活動（課題）に対してその子は意欲を持っているのか否かということです。子ども，特に幼児は自分の気持ちに正直に反応しますので，意欲が持てないものや自信がないものに対しては拒否的になりがちです。そしてそのような心理的な負荷によって多動傾向が現れます。

　子どもが意欲や自信が持てないということは，その活動（課題）が本人にとって苦手意識を感じるものであったり，まだそれほど慣れておらず緊張や警戒心を感じるものであったりする可能性が考えられます。そうなってしまう背景にはADHDに限らずその他の発達障害特性による困難があるかもしれません。

　不安気質の強い子やASDの子の場合は，新規のものへの警戒が強く，初めて行う活動を嫌がることがよくあります。その場合は，無理やりやらせようとする前に，**見学や個別練習などで活動内容を理解させてから参加を促す**とよいかもしれません。また，**興味が持てるような演出や工夫をする**こともよいと思います。

　特に幼児は，退屈なときも落ち着かなくなり，いたずらをしてしまうことがあります。例えば，「待っていてね」と言われても，なぜ，いつまで，どのようなことをしながら待てばよいのかわからなければ，子どもは落ち着かず，その場から離れてしまったりいたずらをしてしまったりするでしょう。**子どもは退屈と苦手意識で落ち着きがなくなる**ということを忘れず，それぞれの状況に応じて子どもを援助していくことが大切だと思います。

　他にも睡眠不足であったり指導者や周囲の他児との関係不調であったりするなど，多動の原因はたくさん考えられ，それに応じた対応が必要となるこ

129

ともあるので，**原因の見立て**は大変重要です。

（2）多動傾向への対応の工夫

　ADHDに限りませんが，**活動への集中が弱く落ち着きがない発達障害のある子への基本的な対応**をまとめると図V-2のようになります。

　まず，子どもの気を散らせる"誘惑になるもの"はできるだけ減らし，集中しやすい状況を作る工夫が必要です。例えば，教室の中でも最後尾の外側の席だと，他児の様子や外の様子が目に入り気が散りやすくなる可能性があります。必ずしも一番前の席にする必要があるわけではありませんが，**その子にとって少しでも集中しやすい位置を探る**ことも大切です。

　また，**課題に対する本人の意欲を促す**工夫も必要になります。**先生や黒板など集中してほしいものに近づける**（あるいは先生が近づく），**声をかけて注目を促す**（注意・叱責ではなく励まし的な声掛けのほうが望ましいです），**課題の中に本人の興味あることを盛り込む**，課題をこなせばシールや○をつけたり"ごほうび"などを用意したりして**達成感や課題をこなすメリットを**

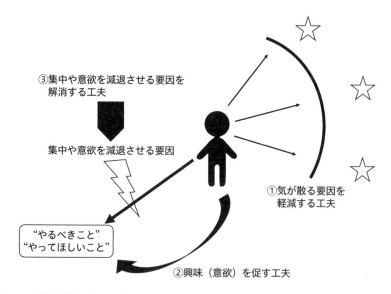

図V-2　"落ち着きのない子"への対応の工夫

演出するなどが考えられます。また，終わり（ゴール）がわかっていたほうがそこまで頑張ろうという気持ちになりやすいので，**具体的な終わりの目安があればそれについて伝えておく**のもよいと思います。

さらに，先述のように**子どもの意欲を減退させる要因を解消する**工夫も必要です。子どもが活動（課題）に対して苦手意識を持っているのであれば，補助をしたり課題の難易度や量などを調整したりして，**活動内容と子どもの能力や意欲が適合するように配慮する**ことが大切です。

集中の短い子にとっては，いきなり集中の長時間持続を望むのではなく，**できていることをほめながら，段階的に取り組み時間を長くしていく，スモールステップアップの指導**も大切です。また，途中に小休憩を挟んだり活動内容（課題）にメリハリをつけて**気分転換を図ったりしながら取り組ませる**のもよいと思います。

このように集中しやすい環境調整や対応の工夫を施しても，注意集中が弱く気が散りやすいADHDの子については，補助手段として薬物療法の適用を検討することになりますが，それについては第Ⅵ章をご覧ください。

（3）その他の多動傾向

なお，興味や意欲が低下しているというより，逆に強すぎて多動になる子もいます。例えば，自分の言いたいことがあると先生の話の最中でもしゃべり出して進行の邪魔をしてしまうような場合です。

しかし，これは"多動"というより"場の空気が読めていない"といったほうがよいのかもしれません。特にASDのある子のように，相手や場の雰囲気に気づかず自分の話に夢中になりすぎる特徴があると，この傾向がより強く現れてしまいます。

そのような場合には，**発言についてのルールをしっかり決め，そのルールに従って発言できるようにしていく**必要があります。ただ，「先生が話し終わったら発言してね」と言っておいていつまでも先生が話し続けていると，子どもにとっては（いくら待っても話させてくれない）と感じ，ルールに従う意欲が低下するおそれもあります。ここでも**段階的に待つ時間を伸ばして**

いく，スモールステップアップによる指導が必要になることがあります。

- 多動傾向のある子への対応は……
  - その子にとって少しでも集中しやすい状況を作る
  - 注目を促したり，課題の中に興味のあることを盛り込んだり，"ごほうび"を用意したりして，課題に対する意欲を促す
  - 具体的な終わりのめやすがあれば伝えておく
  - 子どもの能力や意欲に合うよう活動内容を調整する
  - 集中できる時間を段階的に増やしていけるようスモールステップアップの指導を心がける

 癇癪

(1) 子どもが癇癪を起こしたときの対応

　幼児期の相談の中には，しばしば子どもの**癇癪**への対応に苦慮する話が聞かれます。幼児は大人よりもわからないことや思うようにいかないことが多いので，泣いたり怒ったりする頻度も多いと思います。さらに，発達障害のある子の場合は様々な独自の困難を持ち，感覚過敏やこだわりなどの特性を持っていることがあるので，すぐに癇癪の原因を理解するのが難しいこともあります。また，子どもによっては癇癪が激しく自分や人を叩いたり物を投げたりすることもあり，そのことを叱るとますます癇癪が激しくなるため，大人もどうしたらよいのかがわからなくなったりします。

　子どもが癇癪を起こしたときの対応をまとめたものが図Ⅴ-3です。少なくとも癇癪を起こしているときの幼児は，冷静さを失い考える余裕はないため，そのようなときに説教をしたり色々と言葉をかけて指導しようとしたりすれば，よりいっそう混乱して興奮が激しくなることのほうが多いように思います。だから，**子どもが癇癪を起こしているときは，大人側も興奮せず落ち着いた雰囲気で静かに接する**必要があります。

　先述のように，癇癪時に自分や人を叩いたり物を投げたりする場合はそれ

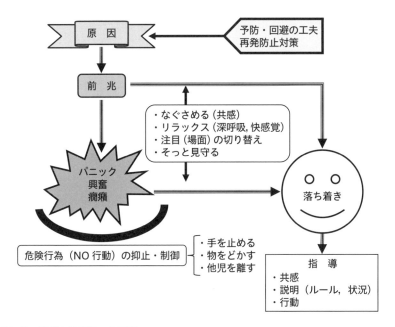

図V-3 子どもの癇癪への対応

を制止しないといけませんが，その場合も「やめなさい！」と声を荒げるのではなく，**静かに速やかに直接制止する**必要があります。自分が怪我をしないように気をつけながら，振り回す手や腕を静かに握ったり，周囲の物をどかしたり子どもの持っている物を回収したりする必要があります。そして，**子どもと一緒に安全な場所に移動します**。そのようにして安全を確保できれば，あとは子どもをなだめることに徹することができます。

なだめ方は特別な方法があるわけではなく，抱いたりさすったりする方法もあれば，その子の好きな感触のもの（ぬいぐるみやハンカチなど）を触らせてあげたりする方法もあるでしょう。また，目先を変えることも気持ちの切り替えには非常に有効です。場所を移動したりその子が興味を持つものを見せたりする方法もあります。

もちろん興奮が頂点に達しているときなど何をしても効果がないこともあります。その場合は**安全面だけは気をつけて，興奮がピークを越えるまで静**

かに見守り，鎮まってきたら先述のなだめる方法を行うことになると思います。

　なお，なだめようとしている人が早く落ち着いてほしいと焦っていると，子どもの癇癪はかえって治まらなくなることがあります。急がば回れではありませんが，腰を据えて丁寧に向き合わないといけないことも少なくありません。また，子どもをなだめる人がそれに専念できるように，周囲にいる人との連携も大切になるであろうと思います。

　さて，子どもが落ち着きを取り戻し話ができるようになったら，やっと指導ができるようになります。指導する際に大切なのは，**まず共感の言葉をかける**ことであると思います。そのうえで**状況やルールの説明などを（簡単に）して，最終的にどうしたらよいのかという具体的な行動を伝え促す**ことが大切になります。

(2) 子どもが癇癪を起こす前の対応

　子どもの癇癪への対応としては，癇癪が起こる前の対応も大事です。子どもが癇癪を起こすには必ず理由があるし，癇癪を起こしやすくなる状況（条件）があるように思います。それらを改善することで，そもそも癇癪を予防したり回避できたりするかもしれません。後で振り返ってみれば，「あそこでこうしておけばよかった」とか，「あのようなことをしなければこの結果にはならなかったかも」といった選択の分岐点があったことに気がつくことがあります。特に**同じような状況や経過で子どもが癇癪を起こすということは，必ず子どもが不調に陥りやすい要因がそこに存在しており，元をたどって状況を見直し選択を変えれば，癇癪の未来を回避できるヒント（再発防止対策）を見つけられる**可能性が高まります。

　癇癪は子どもの心が火事になったような状況だと思います。消火活動は早いほうがよく，普段から“火の用心”をしていたほうがよいのと同様に，子どもの癇癪も**早期対応や予防・回避の工夫を施す**ことが大事なことがあります。子どもの癇癪を恐れるあまり，子どもとの対立を避けてばかりで教えるべきことを教えないのもよくありませんが，**不要な癇癪は減らす工夫はあっ**

たほうがよいでしょう。 そして，実際に子どもが癇癪を起こしたときには，丁寧な消火活動を行い次につなげることが大切なのだと思います。

(3) イヤイヤ期とは

　幼児期の子には**"イヤイヤ期"**と呼ばれる時期があります。おおよそ２〜４歳（３歳前後）ごろに見られ，何かにつけて「いや」と拒否をするようになるため，第一次反抗期などと呼ばれることもあります。ちょうどこの時期の子どもには自我（自分の意思を自覚し，自分が主体となって物事を判断しようとする意識）が芽生え，やるかやらないかを自分で決めたいという自立心が強くなり，物事を従順に受け入れることに「待った」をかけたくなります。そして，何かにつけてまずは「いや」と否定するようになると考えられます。ちなみに**偏食**が始まるのもこの時期が多いように思います。

　保護者や指導者にとっては，それまで比較的従順だった子が何かと拒否するようになるため，物事がスムーズに進まなくて困ることにもなりますが，子どもの自立心の成長でもあるので落ち着いて対応するようにしたい時期です。

　また，**この時期の「いや」には様々な意味がある**ことを，私たちは知っておくべきではないかと思います。もちろん本当に嫌で拒否を意味する「いや」もありますが，今はなんとなくその気ではないというレベルの「いや」もあります。また，先述のように自分で決めたいからちょっと待って（考えさせて）という意味の「いや」もあるようです。ですから，「今日はいい天気だから公園に行こう」と誘うと「いや」と言ったのに，少し経つと「公園に行く」と言い出すなど，考えがコロコロ変わることもこの時期の子には多いことです。

　そのことからも，この時期の子どもへの対応は，大人側も**子どもの言動に性急に反応しないよう，つねに一呼吸おきながら**対応できるとよいと思います。また，**大人の考えに従わせようと強引な対応をせず，子どもにも少し考えを整理する間を与える**などの配慮が必要になります。

　その他，その子が少しでもやる気になるように励ましたり興味がもてるよ

うに工夫したりすることも大変よいですが，あまり演出が過ぎると"やらされる感じ"がわき，子どもの警戒や拒否が強まるので注意が必要です。いずれにしても，**イヤイヤ期という嵐は，泰然自若に対応し，無理をせず静かに通り過ぎるのを待つ**のが肝要です。

- 子どもが癇癪を起こしたときは……
  - 大人側は興奮せず落ち着いた雰囲気で静かに接する
  - まず安全を確保し，興奮がピークを越えるまで静かに見守り，鎮まるのに合わせてなだめたり，目先を変えさせたり励ましたりする
  - 指導は子どもが落ち着いてから，共感の言葉をかけながら具体的な行動を伝え促す
  - 不要な癇癪を減らせるよう早期対応や予防・回避の工夫を施す

5　生活習慣に関する諸問題（偏食，排泄自立，睡眠リズム）

(1) 生活習慣の確立について

　幼児期の重要な成長課題のひとつに，**身辺自立や生活リズムの確立**が挙げられます。そのため，幼児を対象とする療育センターでは子どもの生活習慣に関する相談も多いのが特徴です。身体的な疾患や専門的な対応はそれぞれの専門書にゆずりますが，幼児における**偏食**，**排泄自立**，**睡眠リズム**に関する基本的な対応について説明したいと思います。

(2) 偏食について

　幼児は**偏食**になりやすい特徴をたくさん持っています。まず，人見知りのように見慣れない食べ物に対して用心深くなります。例えば，それまでは親が食べさせてくれるものにそれほど疑問を持たず何でも口に入れていた子も，2歳を過ぎるころになると自分が何を食べるのか確かめるようになり，自我

幼児期によくある相談 ● 第Ⅴ章

の芽生えとともに選り好みをするようになります。そして，(本人にとっては)慣れていない食べ物や見た目に不安を感じる食べ物（例えば黒いものやキノコのように不思議な形をしているものなど）を警戒し，そのようなものを"食べさせられる"ことへの抵抗が強くなることが少なくありません。

　また，口腔器官の動きが未熟で不器用さがある場合，よく噛まないと飲み込めない肉や葉っぱ系の野菜などは食べづらく嫌がることもあります。スプーンや箸が上手に使えないと面倒になったり疲れたりして集中も切れがちです。

　さらに，もともと身体（胃）のサイズが小さいからなのか，大人ほど空腹感が持続せず，すぐに食事に飽きてしまう子もいます。その他，テレビや玩具などが食卓のそばにあると興味がそちらに向いてしまい，食事に対する意欲が持続しにくいこともあるでしょう。

　このように，幼児は食に対する意欲にムラがあり気まぐれなところもあるので，保護者としては翻弄させられてしまうことも少なくありません。特に幼児については先述のような特徴があることを理解して，**あまり一回一回の食事に一喜一憂せず対応していく**とよいと思います。

　食事指導については，まず子ども自身の食に対する意欲を高めておく必要があります。間食によって昼ご飯や夕ご飯の食欲が低下してしまう子は，間食の量を減らしたり時間帯を早くしたりして，本来の食事時には空腹になるよう調整する必要があると思います。また，間食の内容もお菓子ではなく，作り置きなどしてすぐ出せるように準備したおかず系のものにしたほうが，栄養的によいかもしれません。また，日中はしっかり身体を動かしたり人と一緒に遊んだりする経験を充実させると，お腹も空きやすくなると思います。

　幼児は同じような食事内容を好む傾向がありますが，食の幅を広げるためには他のものも少しずつ慣れていく必要があります。ただ，先述のように新しい食べ物に対する警戒心が強い子もいるので，その場合は本当に少しずつ慣れていくようにします。なお，子どもが好きなものを先に全部食べてしまうと，それでお腹が満たされ残りを食べる気がなくなってしまうので，**子どもの好きなものは一度に全部あげるのではなく，小分けにして与え，その間**

137

に練習していく食べ物を挿し込んでいくとよいと思います。

　長期的にみると小学生の後半ごろから偏食や少食の問題が解決していく子は多く，強引な食事指導で食事に関するトラウマや人間関係不調に陥らないように，焦らずあきらめずスモールステップで対応していくことが肝要となります。

　幼稚園・保育園など同年他児との集団生活に通うようになり，その生活に慣れて他児と遊んだり楽しく過ごせるようになると，食事の幅が広がったり苦手な食べ物にも挑戦したりするようになる子も多いです。家庭とは異なる集団の刺激を受けて成長することもあるので，**家庭だけで抱え込まず園の先生と協力しながら対応していく**ことも大切です。

　なお，最近は一般的に離乳食なども早く進める傾向があるせいか，子どもの咀嚼・嚥下機能の実情に見合わない食形態を無理に与えようとした結果，それに子どもが拒否を示し食事嫌いに陥っているケースをときどき経験します。子育ては**「大人と子どもの二人三脚である」**と言われます。だから，大人が焦ったり無理して進もうとすると，子どもがそれについていけず，つまずいたり進むのを拒否したりしてしまうことがあります。食事においても**焦らず，あきらめず，温かく，子どもに合わせて一歩一歩丁寧に進む**ことが大切であると思います。

（3）排泄自立について

　幼児期に確立しておきたい重要な生活習慣のひとつが**排泄自立**です。排泄に関する習慣動作は自然なものではなく人間独自の生活様式なので，トイレトレーニングをすることが必要です。ただし，強引な指導や叱責を繰り返して子どもをトイレ嫌いにさせないように，落ち着いた雰囲気で根気よく対応していくことが求められます。また，排泄自立にはいくつかのステップがあります。ときには子どもの成長を待たなければならないこともありますが，完成までにやるべきことはたくさんあるので，できるところから練習していく必要があります。

　排泄自立のためには，まず子どもがトイレという場所に行くことに慣れな

幼児期によくある相談 ● 第Ⅴ章

ければなりません。ときにはトイレという不思議な空間に入ることや便器という不思議な形をした椅子に座ることを怖がる子もいます。そのために，**最初はトイレに行くタイミングを決めて，繰り返し練習しながら，トイレに行くことや便座に座ることに慣れておく**必要があります。怖がりの子には，ここでもスモールステップによる練習が必要です。

しかし，子どもにとって便座にただ座るだけでは退屈になり，そのうちトイレに行くこと自体を嫌がるようになるかもしれません。トイレが退屈な場所にならないようにするために玩具などを置いたり一曲歌ったりするなど，**子どもが便座に座って一定時間快適に過ごせる**工夫も必要になります。他にも，何か子どもが嫌がる具体的な原因があれば，それを改善する必要があります。

便座に座れるようになったばかりの子は，まだ緊張が残っていて排尿するのを躊躇したり身体の力を抜くことができなかったりすることもあります。そのような子は，トイレから出たとたんに緊張がゆるんで排尿することもあります。トイレの便座に座ってリラックス（適度に脱力）できると，うまく排尿ができるようになっていきます。

また，子どもの身体が成熟してくると尿を溜める力が育ってきます。それに伴って排尿間隔が延びていきますので，**子どもの排尿のリズムを把握して誘導のタイミングを調整する**と，トイレで排尿に成功する確率が上がると思います。

そして，ある程度尿を溜められるようになると，そのときのお腹の張りやムズムズ感が生じ，身体がモゾモゾ動いたり陰部を気にするそぶりを見せたりするようになります。しかし，最初のころの子どもにとっては，そのような自分の身体の感覚が何を意味するのかがわからないこともあります。周囲の大人がそのような身体のサインを見つけ，そのタイミングでトイレに誘って排尿する経験を通して，子どもはそれがトイレに行くサイン（尿意）であるということを学び，事前予告ができるようになります。

なお，排尿と排便とは力の入れ具合がまるで違いますので，排尿自立と排便自立の時期は異なることもよくあります。排尿はどちらかというと脱力し

139

て出すのですが，排便は力んで出さないといけません。しかし，これまで（特に立位の姿勢で）オムツの中に排便していた子にとっては，座位姿勢になると同じように力むのが難しくなるため，トイレでの排便を拒むこともありえます。

特に一般家庭の洋式便器だと，サイズが大人用で子どもが座ると足が床につかず踏ん張ることが困難になることもあります。おまるにまたがって排便練習をしてからトイレに移行する方法もありますが，洋式便器で練習するときは足台を用意したり**子どもが排便姿勢をとりやすくなるように工夫したりする**必要があります。また，特に排便についてはその後の清拭や処理の仕方なども練習しないといけませんので，場合によっては先に練習しておくこともよいと思います。

しかし，トイレトレーニングはこれで終わりではありません。最初のころは子どもにとってトイレの優先順位は低いため，テレビやゲームなどに興じるとトイレに行くことを後回しにしてしまうことがあるからです。そのため排泄の動作や方法を指導するだけでなく，**トイレに行くことの優先順位を上げておかないと排泄自立は完成しない**のです。

特に発達障害のある子では，いつまでもトイレよりも自分のやりたいことのほうを優先してしまう子が少なくないので，学校に通う年齢になっても日中のおもらし（遺尿や遺糞）が続くこともあり要注意です。

(4) 睡眠リズムについて

子どもの睡眠の発達は非常にダイナミックであり，個人差も大きいと言われています。赤ちゃんのころは 3 時間くらいのサイクルで起きたり寝たりを繰り返し昼夜の区別もありませんが，成長とともにある程度まとまって眠ることができるようになり昼夜の区別がつけられるようになっていきます。幼児期は昼寝が必要な子もそうでない子もいますし，夜はまとまって眠るようになりますが，夜泣きや途中で起きることがある子もいて様々なタイプが混在する過渡期であると言えます。

それに，特に幼児は眠ることが嫌いなのではないかと思える子も少なくあ

りません。眠くなると意識が朦朧としてくるし，もっと遊びたいのに遊べなくなってしまいます。幼児が目をこすってでも眠気に抵抗しようとする姿や眠いと機嫌が悪くなる様子を見ていると，本当は眠りたくないのではないかと思ってしまいます。そのため，幼児の睡眠（特に寝かしつけ）に悩む親は多いです。

　そもそも人は眠いから寝るのであって，周囲の人がいくら眠らせようとしても本人が眠くなければ（眠りたくないと思えば）眠れません。もちろん本人が頑張っても眠ることは難しい（むしろ，頑張ろうとするとよけい眠れなくなる）とも思います。一方，起きる（起きている）ことについては，本人の頑張りや興味をひくものがあれば促すことが可能でしょう。

　夜の眠気は日中の過ごし方の影響を受けやすく，**起きている日中の時間帯での工夫や取り組み**が睡眠リズムの調整においては重要です。まず，起床はできるだけ同じ時刻にして朝の日光を浴びるようにします。そして昼間は元気に遊んだりして充実した疲れを夜に持ち越すと眠気になっていきます。ただ筆者の経験としては，一人遊び傾向の強い子はどれだけ日中に走り回っていたとしても夜の眠気につながらないこともあります。できるだけ人と一緒に身体を使って遊んだほうがよいようで，そういう意味では幼稚園・保育園などの集団生活が始まると，脳や身体のエネルギー消費が大きくなるのか，夜の眠気が得られるようになる子も多いです。

　しかし，昼寝が長すぎたり夕寝をしたりしてしまうと，せっかく夜に向けて溜めてきた眠気の素となる疲れが解消されてしまうことがあるので注意が必要です。最近は幼児の昼寝も画一的に対応せず，不要な子には無理に寝かせようとするのではなく，静かにできる活動などをして上手に休憩をとらせるのがよいと言われるようになってきています。一方，昼寝が必要な子でも夜の入眠が遅くなりがちな子については，いつまでも寝かし続けるのは好ましくないように思います。

　一番注意したいのは**夕寝**で，夜の入眠が遅くなりがちな子の場合は極力減らしたいものです。夕方になると子どもも疲れて眠りそうになることがありますが，保護者としては夕食，歯磨き，入浴だけはなんとかこなしてほしい

と思うものです。しかし，夕寝をしている子を起こしてそれらをこなしてから夜再び寝かせようとしても，子どもは元気を回復してしまって眠れないということもあります。

　夕寝を防ぐ意味では一時的に目が覚める**入浴のタイミング**が重要だと思います。早めに入って夕寝を防ぎ，そのまま夕食と歯磨きまで済ませてしまえば，あとは眠気の訪れとともに子どもを寝かせ，途中で起こす必要もありません。また，夕食の準備に時間がかかるとその間に子どもが寝てしまうこともあるので，おかずを作り置きしてすぐ出せるようにしておくなどの工夫もよいと思います。

　やるべきこと（夕食，歯磨き，入浴など）さえ済ませれば，後は夜に向かって段々落ち着いた過ごし方をしていきます。興奮するような激しい遊びやテレビや動画などは，できることなら入眠する1時間以上前には終了しておきたいです。

　寝る前は絵本を読んだり穏やかに過ごしたりして，子どもと一緒に横になって寝かしつけます。大人側には本当はその後もやることが色々あったりするのですが，気もそぞろになっていたり早く子どもを寝かせようと焦っていると，それが子どもにも伝わるのか，かえって寝なくなってしまいます。そういう意味では，子どもが寝てからやらないといけない仕事は極力昼間のどこかでまとめて行うようにしたり，家族で連携してこなしたりすることも必要になります。

　また，幼児がいるご家庭では，子どもが寝る時間に他の家族が遊んでいたりテレビを見ていたりすると，子どもも寝るのを拒むことが多くなりますので，みんなで協力してもらう必要があります。

　ただ，発達障害のある子の場合，そうでない子よりも安定した睡眠が得られにくい傾向を持ちやすいことがあり，上記のような生活習慣における工夫だけでは難しいこともあります。夜の睡眠困難は，子ども本人だけでなく同居する家族にとっても深刻な悩みになることがあります。最近では発達障害のある子の入眠困難に対する薬もありますが，現在は6歳未満の子は適用外使用となるため，医師とよく相談して検討する必要があります。

幼児期によくある相談 ● 第Ⅴ章

6 就学先（進路）選び

(1) 発達障害のある子の就学方針

　発達障害を持つ幼児の保護者にとって，**就学（小学校への入学）**はとても気になることのひとつです。保護者としては子どもの将来像がイメージしづらいと不安な気持ちでいっぱいになってしまいます。あるいは発達障害の診断があると，通常学級（普通クラス）には通えなくなるのではないかと思ってしまう方もいます。

　しかし，令和4年（2022）度の文部科学省の全国調査では，小・中・高校の通常学級に在籍している児童・生徒の中で発達障害が疑われる子の割合は8.8％と報告されています。つまり，現代では，発達障害の診断の有無だけで進路が決められるのではなく，あくまで**その子自身の状態と学校の生活環境条件（クラスの規模，学習指導方針，個別支援が受けられる程度など）とをマッチングして，その子が学校教育を安心して受けていけると思われる選択をしていく**ことになります。

(2) 就学の際に検討しておくとよいこと

　就学の進路選択は，様々なことを検討しながら総合的に判断していく必要があります。特に発達障害のある子の場合は，**学校生活において個別の支援が必要か否か，必要であればどのくらいか**を予想して，それらに適した進路を選択する必要があります（表Ⅴ-1）。

　まず**生活動作における介助の必要性**についてです。例えば，排泄や食事場面あるいは着替えなどで介助が必要であれば，学校生活でも介助を求めなければなりません。また，学校生活では，授業が始まれば自分で教室に戻ってこなければなりません。科目によっては教室移動をしたり，登下校は子どもたちだけでしたりするなど，活動の切り替えや場所移動の際に介助や付き添いの必要性があるかどうかも大切な検討事項になります。

　次に，**集団生活への参加がどのくらいできているのか**も大切です。幼稚園・保育園などで先生の話や指示を聞いて行動したり，クラスメートと一緒に集

143

表V-1　就学に向けての検討事項

1　生活動作における介助の必要性
- ・身辺面での介助の必要性（トイレ，食事，着替え）
- ・休憩（遊び）から授業への切り替え
- ・移動での介助の必要性（校内での場所移動，登下校）

2　集団生活への参加の様子
- ・先生の話や指示を聞いて行動することができるかどうか
- ・みんなと同じ活動をして楽しむことができるかどうか
- ・困ったら助けを求めたり相談したりできるかどうか

3　子どもに適した指導方法や授業を受けるための基礎力の様子
- ・その子の知的発達に適した学習指導方法は何か（一斉指導か個別指導か）
- ・一定時間，着席が維持できるかどうか
- ・道具使用，文字や数字への慣れ親しみがあるかどうか

4　その他の検討事項
- ・子どもの気質（不安傾向の強さなど）で配慮が必要かどうか
- ・他児との交流の様子で支援や指導が必要かどうか
- ・保護者（家族）の思いや地域特性などの諸事情

団活動を楽しんだりするときに補助や個別指導（個別対応）が必要であれば，学校生活においても個別指導を受けやすい環境を選んだほうがよいかもしれません。

　その一方で，わからないことや困ることがあったりしたら，しかるべき人に助けを求めたり相談したりできるかどうかも大切なことです。このように援助を求めることができないと，困難や悩みを一人で抱え込み追い詰められやすくなる危険もあります。自分ができることは自分で行い，できないことは人の協力を求めることができるということは，大人になっても大切なことのひとつです。

　小学校は幼児期の生活に比べて大人（先生）がそばにいないことが多いからこそ，困ったら子どものほうから大人（先生）に援助を求めることができないといけません。そしてそのためには，幼児期に周囲の大人が子どもを見守り援助をすることが大切なのではないかと思います。助けられた経験がない人は，援助を求めることが難しくなってしまうからです。わからないことや失敗が多い幼児に対して，周囲の大人は温かく見守り援助しながら，**「あなたの味方がちゃんといるから，困ったら援助を求めてほしい」というメッセージをしっかり伝えておくことが大切であると思います。**そして，子ども

144

が成長とともに，必要に応じて自ら援助を求められるように指導していくことも，幼児期にやっておきたいことのひとつです。

さて，学校生活の中で一番多くの時間を費やすのは授業です。授業への不適応は学校に対する意欲低下だけでなく友だち関係や心身の不調にも発展しやすい問題となりますので，**子どもが適した授業を受けられるようにすることは，就学において非常に重要な検討事項です**。そして，その際には子どもの知能発達検査の結果も参考になります。知的発達症の有無やその子の得意不得意などを整理して，一斉指導でよいのか少人数制による指導や個別指導がよいのかを検討することができると思います。

最近では，特別支援教育を行う様々な教室，通常学級と支援学級とを行き来したり転籍したりする方法，スクールカウンセラーなどの支援者など，発達障害のある子の学校生活を支援する仕組みが昔に比べて増えてきました。お住まいの地域の学校におけるそれらの仕組みなどを知っておくことも，子どもの進路選択においては大切なことだと思います。

一方，文字学習（読字・書字）や算数学習を指導している幼稚園・保育園も増えてきています。しかし，幼児期は厳格に指導しすぎたり練習を過度に強要したりせず，あくまで子どもが楽しみながら文字や数に慣れ親しむことや，ペンを使って色々な線や形を描けるようになっていくことを重視してもらえるとよいと思います。基本的に幼児にとっては遊びこそが学びの場であり，面白くなければ学ぼうとはしません。**遊びやゲーム感覚でほどよく楽しみながら練習し，とにかくほめられるところを見つけてほめ，子どもが自信を抱いたり「面白い！」と思えるようにしていく**ことが，就学前の学習指導において最も大切なことであると思います。

その他の検討事項としては，**環境の変化や人前で不安や緊張を強く感じるなど，配慮が必要な気質が子どもにあるかどうか，他児との交流の様子で支援や指導が必要かどうか**なども確かめておく必要があります。

特に，環境の変化が苦手な子の場合は，入学前から少しずつ小学校に慣れておくとよいこともあります。親子で分団登校する小学生の様子を見にいったり，通学路を散歩して確認しておいたりすることもよいと思います。また，

可能であれば小学校の先生と相談して校内を見学させてもらったり，地域に開放された学校行事などがあれば参加してみたりするのもよいと思います。

　そして，子ども本人だけでなく，保護者やきょうだいなどの家族の思いや地域特性などの諸事情も，就学の進路選択には大切な検討事項です。

　特に発達障害のある子の進路選択は，保護者にとってもプレッシャーがかかる大きな選択です。最も大切なことは，学校に実際に通う子ども本人が元気に登校を続けていける環境を選ぶことであると思います。したがって，色々な人の助言を聞いたり家族でしっかり話し合ったりして，一つひとつの事柄を納得して決めていけるとよいです。

　なお，就学後の進路の選択肢やそれぞれの目安，就学に関する相談や決定の方法は，お住まいの地域によって異なりますので，それぞれの地域の情報を確かめておく必要があります。

幼児期によくある相談　第Ⅴ章

名作から学ぶ
発達障害児支援のヒント

『アンパンマン』から学ぶ
"その子の立場にたって問題を解決することの大切さ"

　みなさんは，やなせたかし氏原作でアニメでも有名な『アンパンマン』を知っていますか。

> アンパンマンは世界の平和を守る正義のヒーローです。しかし，アンパンマンたちが住む世界にはバイキンマンという悪さばかりする困り者がいます。バイキンマンが何か事件を起こすたびにアンパンマンが駆けつけ，いつも最後は「アンパ〜ンチ！」と言ってバイキンマンを必殺パンチでやっつけます。

　しかし，筆者はアンパンチの効果について疑問を感じることがあります。確かに人々を困らせるバイキンマンのNG行動はよくないことですが，アンパンチでお仕置きをするだけだと，むしろ回を追うごとに，バイキンマンはより意固地になり反発心を強め，NG行動はますますグレードアップしているようにも感じます。
　「困った子は困っている子」という有名な言葉があります。周囲の人が困った子だと思っている子は，実は子ども本人がうまくいかず（うまくいく方法がわからず）困っているのだということです。どのような行動にも必ずその子にとっての理由や意味があります。それを無視してNG行動にダメ出しをしたり罰を与えたり謝罪させたりするだけの対応は，子ども本人にとっては何も解決になっていません。周囲の人が問題だと思っていることではなく，子ども本人が抱える問題を一緒に解決することが，根本的な解決であり，よき理解者とともに問題解決の適切な方法を学ぶことが子どものよりよい成長につながるのではないでしょうか。
　たくさんあるアンパンマンのお話の中には，気持ちに寄り添い問題の解決を図ったらバイキンマンがとても素直で可愛い一面を見せてくれる神回もあります。筆者としては，アンパンマンとバイキンマンの相互理解が深まり，バイキンマンがよい方向に向かって成長できることを切に願っているのです。

> ケースレポート

それぞれの方針

> Aさんの場合

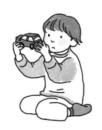

　お母さんが落ち着いたのを確かめて、お医者さんは言いました。
「Aさんにとって大切なことは、人とコミュニケーションをとる力をつけていくことだと思います」
　お医者さんは、人とのコミュニケーションをとる力は言葉の発達の土台となり、Aさんがいずれ通うことになる保育園や学校のような集団生活を過ごしていくうえでも大切なものとなることを説明しました。
「どうすればよいのでしょうか」
　お母さんは尋ねました。
「人とのコミュニケーションをとる力とは、人への興味、人への注目、人と興味や楽しい気持ちを共有する力です。それらを促していくためには、Aさんが人と遊ぶことや集団活動に参加することを援助して経験を積むことが大切ではないかと思います」
　お医者さんはそう言って、療育センターで行っている療育グループ活動という集団活動を紹介しました。これまで公園や育児サロンのようなところに参加しても、いつもAさんがトラブルを起こして辛い思いをするので、お母さんはAさんと出かけるのが怖くなっていました。しかし、療育グループ活動ならばAさんのことをわかってくれる人たちがいるし、同じような思いを抱く仲間がいるような気がして、お母さんは参加してみようと思いました。何よりAさんのためになることを拒む理由はありませんでした。
　お母さんは勇気を出してもうひとつ気になっていたことを尋ねました。
「Aが自閉スペクトラム症なのは、私が悪かったのでしょうか。私が上手に遊んであげていなかったのでしょうか」
　お医者さんは首を横に振りました。
「いいえ。お母さんはちゃんとAさんと遊ぼうとしてくれていましたし、絵本の読み聞かせなどもしてくれていました。しかし、Aさんはまだ自分の興味に没頭しやすく人と興味を共有するのが難しい状態だったのだと思います」
　お医者さんは続けました。
「だから自閉スペクトラム症の原因はお母さんではありません。もちろん、Aさんが悪

いわけでもありません。これはAさんが生まれ持った特性なのです」
「Aは治りますか」
お母さんは尋ねました。
「自閉スペクトラム症はAさんの個性の一部であり病気ではないので、治る・治らないという表現は適さないかもしれません。大切なことはAさんの生活の困難を軽減することで、そのためには私たちがAさんの持つ特性と上手に付き合いAさんを育てていくことだと思います。そしてAさんも、必要な援助があればそれを求める力を身につけ、元気に生活できるようになっていくことだと思います」
お医者さんは最後にこう付け加えました。
「もし、Aさんが生活に困らず皆と仲良く生活できるようになることを"治る"と言うのであれば、その可能性は十分にあります。そのために大切なことを、焦らずあきらめず、できれば明るく、一緒にやっていきましょう」

Bさんの場合

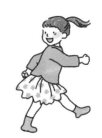

「小学校は通常学級に通えるのでしょうか」
Bさんのお母さんは一番心配していることを口にしました。
「ADHDなどの発達障害を持っていても、通常学級で元気に学校生活を送っている子はたくさんいます。Bさんは身辺自立も集団生活もできていて知的発達にも遅れがないことから、通常学級を選ばれてよいと思います。が、学校生活で困ることがないように、小学校の先生にもBさんの特性について理解していただくとよいと思います」
お医者さんは言いました。
「この地域の小学校では、親御さんの希望に応じて入学前から相談対応してくれます」
お母さんにとって入学前から小学校の先生と話ができるということは初耳でしたが、それを聞いてお母さんの不安が少し治まってきました。
「あと、環境調整や対応の工夫を施してもADHDの特性による困難があるときには、補助的手段として薬の内服を検討することもあります」
お医者さんは、ADHDの症状を軽減する効果がある薬について詳しく教えてくれました。ただ、Bさんはまだ6歳未満だったので、まずは環境調整や対応の工夫をしながら生活の改善の有無を確かめていくことになりました。また、今回受診した療育センターは就学前の子を対象としていたため、就学後の相談や投薬が必要になったときのために近くの病院を受診することになりました。
「字を書く練習をしても集中できないのはADHDのせいなのでしょうか」

お母さんはもうひとつ気になることを相談しました。

「子どもが課題に集中できない理由はひとつだけではありません。その課題が苦手であっても意欲が低下して集中が持続できない場合もあります」

お医者さんは，Bさんには手先の不器用さが認められ，それによって書字に対する意欲が低下している可能性を指摘したうえでお母さんに質問しました。

「Bさんは食事のときの箸やスプーンを上手に使えていますか」

「実は，箸も苦手でよくこぼします。変な持ち方が直らなくて練習しているのですが……」

お医者さんはその話を聞くと言いました。

「作業療法士の先生に，Bさんの箸やペンの持ち方や操作の様子を相談してみることにしましょう。もし必要であれば練習することも検討しましょう」

お母さんはBさんを見ながらうなずきました。小学校に向けて何かが前進し始めた気持ちになりました。

Cさんの場合

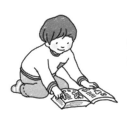

「幼稚園の先生には何と伝えたらいいでしょうか」

お母さんはお医者さんに尋ねました。お医者さんは，Cさんの特徴と照らし合わせながら指導や対応のポイントを説明しました。

「幼稚園の先生は本当にやってくれるでしょうか」

お母さんは疑問を口にしました。

「確かに，先生たちは他の子もいる集団を指導しているので，Cさんのそばにいないこともあるし，つねにこのような対応ができるわけではないかもしれません。しかし，今回お母さんとCさんに受診を勧められたのは，Cさんのために何かできることがあればやりたいという気持ちが先生にもあったからなのではないでしょうか」

お医者さんの言葉を聞いてお母さんは考えました。幼稚園の先生に対して懐疑的な気持ちや排他的に扱われるのではないかという不安を感じたこともありましたが，これまでの先生の態度からは，お母さんと一緒にCさんをしっかり育てていきたいという思いが感じられました。

「C自身がコミュニケーションの力をつけていけるために，他に何かやれることはないでしょうか」

お母さんの問いかけにお医者さんは答えました。

「そうですね。まだ幼いCさんにとって負担になってはいけませんが，幼稚園以外にも

対人交流を経験し成長できるところに通うことを考えてもよいかもしれませんね」
　その後，お母さんはお医者さんと相談して，家の近くにある児童発達支援事業所に通うことを検討することにしました。
　最後にお母さんは，最近Cさんの滑舌が悪く発音が幼い気がしていることを相談しました。せっかくなのでこれを機に色々聞いておこうと思ったのです。お医者さんは答えました。
　「確かに，先ほどの検査でも少し発音の幼さが認められる様子でした。でもCさんの年齢から考えれば許容範囲であるように思います」
　そして，5歳前後を目安に発音については再度確かめ，必要であれば発音の練習を検討していくという今後の見通しとともに，それまでの期間の対応などを説明しました。
　「ただし，決して無理強いをしたり厳しい熱血指導をしたりしないようにしてくださいね。楽しませ失敗を恐れさせないことが，子どもの練習を持続させる秘訣ですから」
　お医者さんの言葉にお母さんはうなずきました。

Dさんの場合

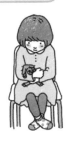

　「どうしたら，話せるようになるのでしょうか」
　お父さんがお医者さんに尋ねました。
　「先ほど説明したように，場面緘黙は話すことへの不安や緊張による防御反応のようなものです」
　「防御反応？」
　「はい。不安や緊張から自分を守るために身体が話すことを止めてしまうのです。そして，それによって自分が守られているおかげで，話すこと以外の生活は保たれているのではないかと思います」
　確かに，Dさんは話すこと以外は問題ないと幼稚園の先生も言っていたことを両親は思い出しました。お医者さんは続けました。
　「そのように考えると，無理やり話をさせようとすることは，Dさんの自分を守ろうとする防衛反応を攻撃することになってしまうのでよい対応とは言えません」
　お医者さんは，Dさんのみんなと話したいという気持ちが高まってくるまでは，たとえ話さなくてもみんなと楽しく落ち着いて生活ができるように援助していくことを提案しました。Dさんが家庭と同じように幼稚園でも安心してリラックスして過ごせるようになると，みんなと話したいという意欲が高まってくるし防御反応が解除されやすくなるのではないかということでした。実際に先ほどの検査のときもDさんは小声でしたが少し言葉で答えた場面がありました。周囲がDさんに早く話をさせようとするとよけいに緊張が強くなってしまうかもしれないと両親は思いました。

「そういえば，もうすぐお誕生日発表会があるのですが，どうしたらいいでしょうか」

お母さんが幼稚園の先生に相談されていたことをお医者さんに伝えました。

「Dさんと相談して対応を考える必要があると思いますが，もし話すことが難しいのであれば，事前に家で自己紹介の内容やインタビューへの答えをDさんと話し合って決め，先生に代読してもらうという方法もあると思います。あるいは，インタビューへの回答についてはDさんにジェスチャーや首を動かして回答してもらうという手もあります」

お医者さんは付け加えて言いました。

「Dさんの話すことへの意欲が高まってきたら，緊張が高まらないように最初は個別に少しずつ段階的に話をする機会を作ってステップアップしていくことも考えられます。でも今は，話せないことによる生活の不便さを減らし，話す・話さないにかかわらずDさんが幼稚園でみんなと仲良く楽しく過ごせるように援助するとよいと思います。そのような環境調整だけで話せるようになることもあります。まずは，Dさんにとって幼稚園が安心して過ごせる場になるようにしていきましょう」

第Ⅵ章 療育センターで行っている支援（狭義の療育）

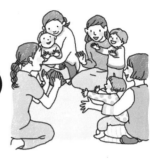

　療育センターをはじめとする児童発達支援事業所では，診療以外の発達支援や育児支援など様々な活動が運営されています。そのような発達支援における特別な取り組みやトレーニングのようなものを，狭義の意味で「療育」と呼ぶこともあります。この章では，筆者が勤務する療育センター（当センター）を例に挙げながら，それらの取り組みについて紹介します。

1　療育グループ活動と通園事業

　当センターでは，親子遊びや集団活動を通して，対人相互反応や対人相互交流といった社会性の発達を促すための**療育グループ活動**を行っています。このような療育活動は，狭義の意味での療育の代表的なものです。当センターでは集団活動を通して支援する形態ですが，施設によっては個別対応（スタッフと子どもが一対一）のところもあります。また，活動の趣旨や具体的な内容は施設によって異なります。

　当センターでは，子どもの年代や運動発達の状態などによってクラス分けされていて，未就園児だけでなく幼稚園・保育園に通っている子のクラスもあります。いずれのクラスも1回1時間半くらいの活動で，毎週あるいは隔週に1回のペースで開催しています。近年の発達相談件数の増加に伴い参加希望者数も増加し，つねに飽和状態が続いていますが熱意あるスタックが毎日頑張ってくれています。また，当センターの療育グループ活動には保護者も一緒に参加しているので，家庭での育児相談や進路相談などに対応したり，保護者対象の勉強会を行ったりすることもあります。

このような集団（あるいは個別）療育活動の中には，何らかの技法を用いた子どもの問題行動の改善や社会適応力の向上を主目的にした，いわゆる"医療モデル"の療育活動もありますが，当センターでは保護者とともに子育てや子どもとの関わりを考え，安定した親子関係の構築を重視する"保育モデル"の療育活動を行っています。

保護者が一緒に参加することのメリットとしては，**保護者からの相談に直接対応でき，保護者とスタッフが一緒に子どもの特性や対応を考えたり，親子関係を支援することができることや，療育グループ活動の趣旨やそこで行った内容を，家に帰っても継続したり反復したりすることができる**ということが挙げられます。

ただ，両親ともに日中は仕事に出かけるため親子一緒の参加が難しいと言われる家庭もあります。最近では，療育センター以外にも様々な特色を持つ発達支援事業所が地域に増えてきましたので，親子参加が困難な場合は，子どもだけでも通える支援事業所や送迎サービスのある支援事業所を利用することも可能です。地域の療育活動を行う場所が療育センターしかなかった昔と違い，現代では当事者がそれぞれの生活スタイルや自分たちのニーズに合わせて，支援内容や支援事業所を選択できるようになってきています。

さて，当センターには幼稚園・保育園のように毎日あるいは隔日のペースで通う**通園事業**があります（「通園療育」や「療育園」などと呼ばれることもあります）。午前中に登園して，朝の会の後，様々な遊びや制作活動などを行い，給食を食べ午後（あるいは夕方）に帰ります。

活動内容は通常の保育園とよく似ているので，「一般的な保育園と何が違うのか？」と質問されることも多いです。この通園事業には，知的発達症などの発達障害特性が強いだけでなく運動障害の重複があったり経管栄養や酸素吸入などの医療的配慮が必要であったりする子が多く通っています。現在保育園などでは，発達障害のある子が在籍するクラスにはクラス運営を補助する保育士を余分に配置する加配制度もありますが，通園部では，それ以上に個別支援の必要性が高い子が多く，そのための指導体制や専門性を持ったスタッフが配置されています。医療的ケアが必要な子も通うので，看護師や

療育センターで行っている支援（狭義の療育）● 第Ⅵ章

保健師などの医療職スタッフもいたりします。小学校は一般的な小学校の他に特別支援学校といった個別支援の必要性が高い子が通う学校がありますが，通園事業はその保育園版といったイメージです。このような通園事業に就学まで通う子もいれば，1年通った後に地域の幼稚園・保育園に移る子もいます。

　当センターの通園事業では，**①丈夫な身体づくり，②基本的な生活習慣づくり，③集団生活への参加，④親子関係づくり**の4つを目標に行っています。目標のひとつに親子関係づくりを掲げているように，当センターでは通園事業でも週に1回親子で登園する日があり，療育グループ活動と同様に，保護者とスタッフが一緒に子どもへの理解を深め発達支援を行ったり，保護者対象の勉強会を開催したりしています。

② リハビリテーション／ハビリテーション(ST, PT, OT)

(1) ハビリテーションとは

　療育センターでは，**言語聴覚士 (ST)，理学療法士 (PT)，作業療法士 (OT)** といった専門職が配置され，それぞれの訓練を行っていることがあります。一般的にそれらの訓練は「リハビリテーション」と呼ばれますが，子どもの場合は，元の状態に回復して社会復帰するのではなく，これから社会適応につながる機能や能力を育てるということなので，回復を意味する"リ"を抜いた「**ハビリテーション**」と呼ばれることもあります。

　また，訓練の適用条件や訓練内容は各施設によって異なりますので，実際にどのような子に対してどのような訓練を行うのかについては，各施設に問い合わせる必要があります。

(2) 言語訓練

　言語訓練には，理解力や社会性の発達と言語表出との間にギャップがある**言語症**に対する発語訓練，**語音症**に対する構音訓練などがあり，**吃音症**に対する支援などを行うこともあります。

　一方，"人とのやりとりの力（対人相互反応や対人相互交流）"がまだ弱い

155

子の場合は，まずはそれを育てる働きかけが必要になります。そのためには，日常生活での対人交流（特に人との遊び）の促進を図ることが大切なので，家庭や幼稚園・保育園における子どもへの関わり方や環境調整についての助言を行います。低年齢で幼稚園・保育園に通っていない子の場合は，周辺地域で遊びや集団活動を行っている場所などの情報提供を行うこともあります。対人交流や集団活動が著しく困難な子の場合は，療育グループ活動などで"人とのやりとりの力"を促す働きかけをしていくこともあります。子どもの言語訓練は病院など様々な施設でも行われており，必要に応じてそのような周辺地域の情報をお知らせすることもあります。

　施設によっては，言語訓練を行うスタッフが言語発達に関わるすべての支援を引き受けているところもありますが，子どもの状態や支援内容によって，言語発達の支援を分業化しているところもあります。また，施設ごとに訓練の条件や方法は異なります。

　子どもの言語訓練に関しては，様々な誤解があることをときどき経験します。「訓練の様子を見たら，訓練士と子どもが遊んでいるだけだった！」と慎る方もおられますが，子どもの発達を促す訓練の様子は，大人の訓練のイメージとは大きく異なることも多いです。

　子どもの発達支援や指導に共通して大切なことは，**子どもにとって①面白いと思えること，②わかりやすい（やりやすい）と思えること，③安心と思えること**だと思います。特に**幼児は基本的に"遊び"が"訓練"であり"練習"になっていきます**。ですから，言葉の発達においても，何よりもまず人との交流（遊び）ができることが大切であり，人との交流（遊び）を通して指導するのだということを憶えておいてもらえると幸いです。

　また，家庭や幼稚園・保育園などの日常生活も子どもにとっては発達訓練の現場のひとつです。いくら専門家が定期的に訓練をしていても，子どもがはるかに長い時間を過ごし最も多くの経験を積み重ねる日常生活が，子どもの発達にとって好ましくない状況であったり，訓練だけに頼って子どもの発達を支援する取り組みをしてくれなかったりすれば，よい結果は得られにくくなってしまいます。

繰り返しますが，**子どもの発達支援はその子の生活全体における多くの人たちの関わりによって成り立っていて，医療モデルによる支援だけでなく（ときにはそれ以上に）社会生活モデルによる支援も重要である**ことをあらためて強調したいと思います。

(3) 理学療法と作業療法

療育センターには，重症心身障害のある子や脳性まひなどの神経筋肉疾患の子あるいはダウン症候群のような先天症候群の子など，**運動発達に問題を抱える子**がたくさん受診していることも多いです。そして，そのような子の麻痺や筋肉拘縮の軽減や予防，あるいは運動発達の促し等を目的とした**理学療法**や**作業療法**が多く実施されています。

しかし近年，各家庭に各療法士さんが訪問してくれる訪問型リハビリが普及し始め，わざわざ療育センターに通わなくても，自宅で理学療法や作業療法が受けられるようになってきました。その一方で，療育センターには発達障害のある子の受診が激増し，**DCD**※発達性協調運動症をはじめとする発達障害のある子の**不器用（協調運動機能の問題）**が注目されるようになってきました。そのようなことから，最近の療育センターの理学療法や作業療法の現場では，その対象の中に占める発達障害のある子の割合が段々増えてきていると思います。

不器用の問題に対する理学療法や作業療法では，**①生活に支障をきたしている運動や作業の動作の習得を目指す訓練**と，**②協調運動機能そのものの向上を目指す訓練**があると思います。

特に，食事（箸などの道具操作）や着替えなどの日常生活動作が困難であったり，運筆や運動系活動の困難が強い子には，その動作の練習をしたり補助具などを考案したりします。

練習の際には，子どもに適した目標（課題の難易度）を調整し，子どもの意欲を大切にすることが必要不可欠です。特に，失敗体験に敏感に反応し意欲が容易に低下しやすい幼児や発達障害のある子には，失敗よりも**小さな成功体験を積み上げていく指導**が有効です。そのため，子どもの状態に適した

目標設定や課題の調整をしたり，子ども本人の認知や運動（動作）の傾向を尊重した指導をしたりする必要があります。

また，**保護者や先生の理解を深める**ことも大切です。家庭や園生活での工夫や効果的な遊びなどを提案することもあります。さらに**ASD**※自閉スペクトラム症や**ADHD**※注意欠如多動症など発達障害を持っている子の場合は，それらの特性も考慮した指導を行う必要があります。

ただし，ある特定の動作の習得と向上を目指す訓練の多くは，習得した動作は上達するけれども，それ以外の動作や協調運動機能全体が改善するとは限らないことに注意する必要があります。また，第Ⅲ章で述べたように協調運動機能は全身性の機能であり，例えば箸やペンの操作の困難さの原因が，手指の動きではなく姿勢および肩や股関節などの不安定が原因であったり，目と手の協応動作の不具合が原因であったりすることもあります。そこで，特定の技能そのものではなく，**その基盤となる感覚や身体づくりを行ったり，基礎的な全身の運動能力の底上げを目指したりする支援**が必要になることもあります。

当センターでは，基礎的な身体づくりや姿勢の安定性などは理学療法士が，手指の巧緻性や道具操作は作業療法士がそれぞれ担当していますが，同じ療法士が両方とも指導するところもあります。

本来，子どもの協調運動機能の発達は，特に幼児期を中心とした小児期に，様々な運動や感覚を楽しむ遊びを豊富に行うことを通して高められます。例えば，野山を駆け回り木に登ったりして全身を使って思いっきり遊んだり，草花や土など色々な物を触って想像力豊かに遊ぶ体験の蓄積が，協調運動機能全体の向上には欠かせないのです。そういう意味では，家庭や幼稚園・保育園での**身体を使った遊び**は非常に重要だと思います。

③ 地域連携と情報提供

第Ⅰ章でも述べたように，療育センターは地域の療育（児童発達支援）の中核的な施設としての機能を持っていて，周辺地域における児童発達支援の

充実のために保健所あるいは保健センター，児童相談所，幼稚園・保育園および学校，教育センター，その他の児童発達支援事業所等との**連携や啓発**なども行っています。

当センターでも，担当スタッフが関係機関との連絡や会議等への出席を行い，お互いの情報交換や意見交換をしながら地域全体の療育推進に寄与しています。また，幼稚園・保育園に訪問し相談があった子どもに対する助言を行うこともあります。このように，実際の子どもの生活場面を直接見ることで，子どもの行動を理解したり実践的な対応を考えたりすることができるアウトリーチによる支援はメリットも大きいですが，対応できる人材確保や体制づくりが課題となります。

また，当センターでは定期的に講演会や研修会を開催して地域に発達障害や療育などについての情報を発信するようにしています。他にも当センターでは教育センターや特別支援学校等と連携して，特に就学を控えた年長幼児の保護者対象の就学説明会等を開催しています。さらに，幼稚園・保育園の先生を対象に，通園事業や療育グループなどの体験会なども行っています。

なお，先述のように現代では，生活支援や余暇活動支援を行う児童発達支援事業所や放課後等デイサービスなどが増え，発達支援を受ける子たちをひとつの拠点施設に集中させる仕組みから，それぞれが最寄りの場所で自分たちに合った支援を受けることができる仕組みに変わりつつあります。療育センターでは，地域にある児童発達支援事業所を発達障害のある子が利用する際の**相談支援**も行っています。

時代の流れとともに，地域の児童発達支援の仕組みや福祉サービスや制度は変わり，児童発達支援施設や発達障害を診療できる医療機関も増えてきています。療育センターでは，このような児童発達支援や児童福祉に関する地域社会の情報をつねに把握したり更新したりして，保護者や関係機関等への**情報提供**を行うことも大切な役割のひとつであると思います。

4　ペアレント・トレーニング

(1) ペアレント・トレーニングとは

　ペアレント・トレーニングは，**保護者が子どもに対する教示やほめ方など**
のコツを学び，子どもへの関わり方を変えることで，子どもの行動の改善や
発達の促進を目指す心理教育的な支援技法です。これまでにも数多くの研究
により，保護者の子育て技能の向上やストレスの低減，子どもの行動改善な
どの効果が示されています。また，日本における発達障害児者及び家族等支
援事業には，各自治体におけるペアレント・トレーニングの推進が含まれ，
社会全体への普及が進められています。

　ペアレント・トレーニングには様々な流派がありますが，共通する主な内
容として，**①子どもの行動を整理し，子どものよいところを見つけほめるこ**
と，②応用行動分析に基づき問題行動を減らし適切な行動を増やすような働
きかけ，③問題行動が起きる前の状況を変える工夫，④子どもの不適切な言
動への対応，⑤保護者自身のストレスへの対処や自尊心の向上等が挙げられ，
それらの内容を実践的に学んでいきます。

　また，ペアレント・トレーニングの内容は，発達障害のある子の保護者だ
けでなくすべての保護者や保育士，教師，施設職員など，子どもに関わる立
場の人たちにとっても一度は学ぶべき大切な事柄であることから，最近では
対象を広げ様々な企画が各地で開催されるようになってきています。

　当センターでも，ペアレント・トレーニングを定期的に開催しています。
対象は当センターに通っている子の保護者ですが，最近では幼稚園・保育園
の先生を対象に開催することもあります。

(2) "子どもをほめて育てる"とは

　ペアレント・トレーニングの詳細はそれぞれの成書にゆずりますが，応用
行動分析学に基づく人の行動原理を念頭に，**保護者が子どもをほめて指導し**
ていけるように設計されていることが多いと思います。

　人がある行動をとると何らかの結果が生まれます。その結果が**本人にとっ**

て良い結果であれば，その行動は次も行いたいものとして増強し，逆に悪い結果であれば次は行わないものとして減弱することが予想されます（図VI-1）。このような原理に基づけば，結果を調整することによって，行動を調整（増強することも減弱することも）できるのではないかという考えに至ります。例えば，子どもがよくないこと**（NG行動）**をしたときに叱る人は，"叱られた"という子どもにとっての悪い結果が，そのNG行動を減弱させるのではないかと期待していると言えるでしょう。

しかし，ここで注意すべきは，**結果が良いか悪いかを判断するのは，指導者（大人）ではなく指導を受けている子どもである**ということです。

特に幼児には，親の気を引きたい（注目してほしい）という欲求が強く，そのためわざといたずらをすることがあります。そのような状態の子は，"叱られる＝注目されている"と感じ，感情的に叱れば叱るほどますますNG行動をとってしまう可能性があります。なぜなら，叱られることがその子にとっては良い結果（注目されている）になっているからです。ときには感情的になった親の変化が面白くて，怒られているのにニヤニヤ笑っていることもあります。このように，"叱られる＝良い結果"になってしまっている子の場合，

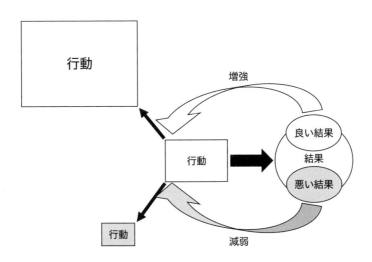

図VI-1　人の行動とその結果との関係

少なくとも感情的に叱るのは逆効果になります。また，指導者（大人）側も
そのことに気がついて対応を変えないと，どんどん叱ることがエスカレート
して，虐待に発展するリスクが上がってしまいます。

　ただ本当は，子どもにとっては叱られることよりもほめられることのほう
が何倍も嬉しく幸せなことなのです。しかし，特に幼児はどうしたらほめら
れるのかがわからないし，わかったとしてもそのような行動が難しいことも
あります。つまり，NG行動をとってしまう子，言い換えれば**"困った子"は，
自分の思いを叶える良い方法や適した行動（OK行動）がわからなかったり
うまくいかなかったりして，"困っている子"である可能性が高いのです。**

　だとすると私たちがやるべきことは，NG行動をただ否定するのではなく
その代わりとなるその子に合ったOK行動を丁寧に教えることではないかと
思います。そして**その行動を子どもができるように援助する**必要があります。
そうやってできたOK行動をほめると，その子はOK行動で自分の思いを叶
えることを経験し，また自分の行動を認められ，それを積み重ねていくこと
で自信をつけ，自発的にOK行動で目的を達成しようという意欲がわくので
はないでしょうか。

　このように，子どもをほめて育てるためには，子どもに対する理解に基づ
いて，子どもが"ほめられる行動（OK行動）"をできるように工夫したり
援助したりすることが何よりも重要です。つまり，**"ほめること"は始まりで
はなく，目指すべき目標（結果）**なのです。そして，子どもをほめて育てる
ということは，子どもをただほめればよいという曖昧な対応でも，子どもの
OK行動をただ待っているような受身的な対応でもなく，**子どもがOK行動
ができるようになるためにそれを具体的に教え導く，明確な目的を持った能
動的な援助指導**だと言えるでしょう。

(3) "子どもをほめて育てる"の実践

　子どもの指導においては，子どもの行動を，例えば，図VI-2のように①
**維持・増やしたい行動（好ましい行動）：OK行動，②減らしたい行動（好
ましくない行動）：NG行動，③すぐ制止すべき行動（自他に危険な行動）：**

第VI章 ● 療育センターで行っている支援（狭義の療育）

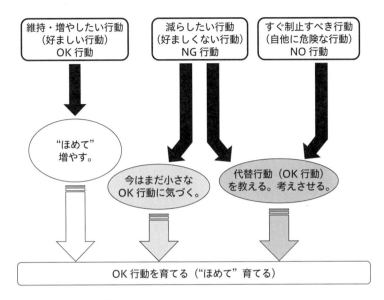

図VI-2　子どもの行動の整理と対応

NO行動の3つに整理する必要があります。

　このときの注意点は、いずれも**具体的な行動（○○する）で表現する**ことです。つまり、「やさしい」ではなく「痛がっているとさすってくれる」、「なまける」ではなく「宿題の時間に遊んでいる」、「いじわる」ではなく「弟に自分の玩具を貸すことを拒む」といった感じです。指導や評価の対象はその子の行動であり、評価者の印象（感想）や決めつけは含めないようにします。また、人は場面状況によって行動が変わるものですから、**どのような状況におけるどのような行動なのかを具体的に整理する**必要があります。

　3つに分類・整理できたら、それぞれの行動に対する対応を考えます。OK行動はこれからもどんどん増やしていきたい行動なので、"ほめて"強化していくことになります。"ほめる"と言うと「○○してえらいね」といった賞賛が真っ先に思いつきますが、「○○してくれてありがとう」といった感謝や「○○したね」という承認の言葉、肯定的な反応（指でOKマークを作る、微笑みを返す等）など、**子どもが心地よく感じ、OK行動に対する意**

163

欲を高める対応全般を指して言います。

　一方，NG行動はOK行動に変えていけるように指導していくものになりますが，その際の方法は2つあります。1つ目は，**今はまだ小さなOK行動を大きくしていく方法**であり，2つ目は**NG行動の代替行動（OK行動）を教える**という方法です。NO行動については，**速やかにやめさせ気持ちをリセットさせた後に，代替行動（OK行動）を促していく**ことになりますが，**さらにNO行動を起こさないような予防策を講じる**ことも大切です。

　"小さなOK行動を大きくする"とは，総合的あるいは結果的にはNG行動であっても，その中に小さなOK行動を見つけた場合の対応です。例えば課題に取り組むときに，後半になると集中が切れてゴソゴソしてしまう子がいたとします。しかしそれは，課題の前半はそれなりに集中していた（つまりOK行動であった）ことになります。この前半のOK行動が持続するためにはどのような工夫をするとよいかを考えます。課題の真ん中あたりで「残り半分，頑張ろうね」と励ますことや，軽く休憩や気分転換を挟み集中力の回復を図るという方法も考えられます。

　他の例としては，「遊びはおしまい。片付けなさい」と言ったら怒りながら玩具を玩具箱に投げ込んで片付ける子がいたとします。そのようなとき，すぐに「乱暴な片付け方はやめなさい！」などと叱るのは非常にもったいないことです。おそらくその子の心の中では，「もっと遊びたい！」というNG行動につながる気持ちと，「片付けなければならない」というOK行動につながる気持ちが葛藤しているのでしょう。そんなとき，指導者がNGな気持ちや行動だけに注目し，厳しく批判（否定）したらどうなるのでしょうか。その子のOK行動につながる気持ちは萎えてしまい，NG行動につながる気持ちが怒りを伴って勢いを増してしまうのではないでしょうか。したがって，まずはその子が片付け始めたこと（NG行動の中に含まれている小さなOK行動）を"ほめる（肯定する）"ことが大切なのだと思います。そしてそのうえで，「ゆっくり片付けてくれると，もっと嬉しいな」とか「玩具を置くように入れてね」と追加注文（お願い）するのがよいのではないでしょうか。その注文（お願い）がもうひとつのNG行動（乱暴に片付ける）の代替行動

となるOK行動を教えるということであり，それに子どもが応えてくれたらさらに"ほめる"ことができ，最後に「きれいに片付いたね」と，3回も"ほめる"機会が生まれます。

（4）子どもをほめられるかどうかは指導者次第

　子どもをほめることができるかどうかは，子どもではなく指導者側の状態や考え方が大きく影響します。

　臨床現場では，「子どもの長所がわかりません」という悩みを聞くことがときどきあります。その際に思い出していただきたいのは，**人の長所は他人より秀でたもの（得意なこと）や，頑張っていることだけとは限らない**ということです。むしろ，頑張っていることは，意欲はあるけれど頑張らないといけない（努力しないといけない）という意味では必ずしも得意なことではないかもしれません。むしろ，その子が普段当たり前のようにやっていること（努力を必要とせずやっていること）こそ，その子にとって得意なことであり長所と言えるものであったりします。朝は自分で起きる，あいさつをする，ご飯をしっかり食べる，幼稚園・保育園に元気に行く，笑顔をよく見せる，「手伝って」というと手伝ってくれるなどなど，あまりに自然に日常的に行われているため，**本当の長所はそれが長所だとは周囲も本人も気づかずにいる**ことがよくあります。

　また，ときどきやっていることや促すとやれることについても，あまり意欲的とは言えなくてもその子の長所と言えるかもしれません。つまり，"ときどきしかやらない，促さないとできない"と，その子の"できないもの"として捉えるのではなく，"ときどきならやれる，促せばできる"と，その子の"できるもの"というように捉え方を変えれば，「子どもの長所がわかりません」という悩みは解消していくのではないでしょうか。

　さらに大切なこととしては，**注目するのは結果や成果ではなく子どもの行動に対してである**ということです。つまり，「子どもが運動会の競技で何着であったらほめてあげられるか？」と問われたときに，「何着であっても（ほめてあげられる）」と答えられるようになるとよいということです。大人の

165

社会では"結果がすべて"と言われるときもあるかもしれませんが，子どもには"結果だけがすべてではない"ということを教えておくことも大切であると思います。実際に，結果しかほめられない生活を続けていると，子どもはよい結果が得られそうでなければすぐあきらめるようになったり，ズルをして結果だけを求めようとしたりするかもしれません。結果はどうであれ，それまで頑張ったことや最後までやり遂げたことにも価値があります。また，順位や点数あるいは勝ち負けは他人との比較によるものですが，自己ベストが出せたかどうか，自分ができるだけのことをしたかどうかという自分の中での達成もあるはずです。このように，**うわべの結果だけに注目せず視点や考え方を変えると，子どもの行動にはほめられることがたくさん見つかるの**ではないでしょうか。

　いずれにしても，**"子どもをほめて育てる"ためには，指導者である私たち大人自身が人の長所に敏感であり，物事を前向きに捉える癖を持つことが大切**なのだと思います。

(5) "子どもをほめて育てる"についての補足

　"子どもをほめて育てる"という考え方は，ときに誤解されやすいものでもあると思います。"ほめる"＝"叱らない"という誤解もそのひとつです。先述のように，叱るという行為は子どものNG行動に対してよくない結果を示すことで，その行動を改めさせたいという指導的意図があると思います。しかし，感情的になったり威圧的に叱ったりすれば，その真意が子どもに伝わりにくくなるばかりか，子どもの心理に不要なダメージを与えるリスクも高まります。だから，**もし仮に叱るのであれば，落ち着いた口調で子どもに共感しながら諭すように行う**ことが大切だと思います。そして，そのときに**は子どもがNG行動の代わりとなるOK行動を理解できるように丁寧に導き，叱られたことによる負の影響をしっかり取り払うための"元気づけ"やアフターケアを行う**ことも大切です。つまり，怒りの感情や行動を否定する「ダメ」というメッセージしか子どもに伝わっていない叱り方は，"叱る"という行為の最も大切な部分が抜け落ちてしまっていると言えるでしょう。まし

てや，体罰や脅迫などによる力で子どもを服従させる行為や，自分が気に入らないという怒りの発散は，真の"叱る"という行為とは本質的に異なる別物だと思います。

　また，ときには子どものNG行動を無視（無反応）してやり過ごすこともあると思いますが，この場合も子どもの気持ちまで無視してしまってはいけません。子ども指導における様々な行為はすべて，最終的に子どもをOK行動に導きほめるための行為であり，無視もまたそうであるべきです。つまり，**叱ることも無視することもすべては最終的に子どもをほめるために行われる行為であり，"ほめて育てる"ということの一部である**はずなのです。

　最後に，ほめ方がその子に適していなかったり，子どもが（無理やりやらされている）と感じたりほめられることに慣れていなかったりする場合，いくらほめても子どもが喜ばないことがあります。子どもを指導する方には，普段から子どもとの良好な関係を育み，その指導が誰のためでもないその子自身のためになるように，そして子ども自身がそのことを実感できるようにする必要があります。そのためにも，**子どもを理解し，子どもとともに目標を共有し，その子らしいやり方を一緒に模索し，一緒に成長を喜ぼうという気持ち**をつねに忘れずにいてほしいと思います。

- "子どもをほめて育てる"ことは，子どもがOK行動ができるようになるために教え導く能動的な援助指導
- "子どもをほめて育てる"には，大人自身が人の長所に敏感になり，物事を前向きに捉える癖を持つことが大切
- 叱ることも無視することもすべては最終的に子どもをほめるために行われる行為であり，"ほめて育てる"ということの一部である

5 薬物療法

(1) 発達障害に対する薬剤について

　現在日本では，発達障害やそれに伴う症状を軽減させる薬の適用年齢は **6歳以上**であることが多く，幼児期の発達障害のある子への対応において薬物療法は中心的な存在ではありません。しかし，子どもの状態や生活における支障の程度によっては薬物療法を検討することもないわけではありません。

　現在日本で発達障害やそれに伴う症状に対して保険適用承認されている薬剤を，表VI-1にまとめました。

(2) 発達障害児支援における薬物療法の役割

　例えば，私たちが風邪をひいたときに一番大切なことは栄養補給と休息をとることですが，熱が高かったり喉の痛みがひどかったりすると，それらを行うことが困難になってしまいます。そのようなときに薬を飲むのと同様に，発達障害児支援において薬物療法は，**環境調整や工夫された指導を円滑に行うための補助手段**に位置づけられています。

　したがって，どの発達障害においても**薬物療法の前に，まずは子どもの特性を理解し環境調整や対応の工夫を施す**ことが大切であるとされています。

表VI-1　適用対象に発達障害が記載されている薬剤の例

＊ADHDに対する主な薬
　・メチルフェニデート
　・アトモキセチン
　・グアンファシン
　・リスデキサンフェタミン

　　　　　　※下線の2剤はADHD適正流通管理システムの管理対象薬

＊ASDの易刺激性，興奮性に対する主な薬
　・リスペリドン
　・アリピプラゾール

＊発達障害のある子の睡眠障害に対する主な薬
　・メラトニン

そのような支援を行わず薬物療法だけ行っていると，よい結果が得られないどころか，薬に対する依存傾向が強まり薬の量や種類が増え続けることもありえます。また，子どもが落ち着いて生活が安定すれば薬を減量あるいは終了していくことになりますが，やはりこのときも環境調整や対応の工夫は継続する必要があります。

　発達障害児支援は**“いかに治すか”ではなく“いかに育てるか”が重要**であり，**支援の主役は理解ある人の存在やそのような人たちの関わり**なのだと思います。子どもは薬ではなく人によって育てられるということを忘れずに関係者一人ひとりが子どもに接することが，薬物療法に対する過信や依存あるいは乱用を防ぎ，必要なために使用する薬物療法の効果を最大限に引き上げるうえでも大切なのだと思います。

（3）薬物療法を検討する際の留意点

　薬物療法を検討する際にはいくつかの留意点があります。

　まず，**子どもの特性や気持ちを確かめながら，改善したい問題の原因や問題が生じる過程を丁寧に分析する**ことが大切です。それによって，子どもに対する理解が深まり，具体的な対応の工夫や改善策が見つかれば，薬を使わなくても問題が解決していくこともあります。しかし，問題を丁寧に分析した結果，あるいは実際に解決に向けての取り組みを行ってみたが改善の見込みがないときに，補助手段として薬物療法を検討していくことになります。最近では治療ガイドラインなども開発されるようになっており，それらのガイドラインに従って支援計画を進めていく必要があります。

　また，薬物療法を開始する際には，**実際に薬を飲む子ども自身の気持ちをないがしろにすることは避けなければなりません**。薬は本来それを服用する子ども本人のためにあるものですから，薬物療法の目的もそのように立てられるべきでしょう。また，**子ども自身が薬を飲むということに対し，前向きな気持ちで納得できるように十分な説明を行う**ことも大切だと思います。

　なお，安易に薬に頼ることはよいことではありませんが，逆に薬物療法を極端に嫌い拒否し過ぎることで，かえって問題をこじらせてしまうのもよく

ありません。したがって，薬物療法については，すぐに行わないとしても，**適切なタイミングや適切な薬剤選択などについて医師と相談しておく**ことも大切だと思います。

- ●薬物療法については……
  - ・現在日本では，発達障害やそれに伴う症状を軽減させる薬の適用年齢は6歳以上であることが多い
  - ・発達障害児支援において薬物療法は，環境調整や工夫された指導を円滑に行うための補助手段。まずは子どもの特性を理解し環境調整や対応の工夫を施すことが大切
  - ・開始にあたっては，子ども自身が薬を飲むということに対し前向きな気持ちで納得できるように十分な説明を行う
  - ・すぐに行わないとしても，適切なタイミングや適切な薬剤選択などについて医師と相談しておく

名作から学ぶ
発達障害児支援のヒント

5

『わらしべ長者』から学ぶ
"スモールステップの大切さ"

みなさんは，日本昔話の『わらしべ長者』を知っていますか。

> 昔あるところに貧乏な男がいました。その男は観音様の「初めに触ったものを大事に持って旅に出なさい」というお告げを聞き，その直後に転んで偶然手に触れた1本の藁（わらしべ）を持って旅に出ました。すると，行く先々で色々な出来事や色々な人たちが関わってきて，藁がミカンに，ミカンが反物に，と持っていたものが次第に高価なものや貴重なものに移り変わり，ついには大きなお屋敷を手にいれて裕福な暮らしをすることができました。

　この男の成功のポイントは，すぐに高価なものや成功を求めず，一歩一歩着実に発展していくことをよしと思っていたことなのでしょう。

　例えば，身長が伸びるためには栄養，運動，睡眠が大切であるとされ，私たちはそれらを子どもに提供することはできますが，実際にその子がどの時期にどのようなペースでどのくらい伸びるのかは，本人も含めて誰にもわかりません。かといって無理やり子どもの身体を引き伸ばそうとしたら，子どもが怪我をすることになってしまいます。子どもの発達についても同じことが言えます。

　子どもの成長・発達は一足飛びに進むものではなく，その子のペースで階段を一歩一歩のぼっていくようなものだと思います。特に発達障害のある子を育て指導している保護者や幼稚園・保育園の先生方にとっては，子どもが早く成長・発達することを望む気持ちも強く，ときには不安や焦りを感じてしまうこともあるでしょう。しかし，その子の人生の主役である子ども自身の気持ちやペースを大切にして，焦らず，あきらめず，温かく，子どもに合わせてゆっくり進むことも大切なのではないでしょうか。

　でも，あるときふと振り返って見れば，いつの間にか随分上にのぼってきたことや見渡す景色が違っていることに気がついたりすることもあるでしょう。そのような成長・発達した先の景色を子ども本人と心から喜び合えるように，私たちは子どもに寄り添う気持ちをつねに忘れてはいけないように思います。

ケースレポート

それぞれのその後

Aさんの場合

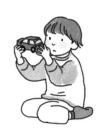

初診の後，Aさんとお母さんは療育グループ活動に参加しました。最初のころ，Aさんは興味のない活動はすぐに離席しようとしていましたが，グループ担当のスタッフやお母さんから励まされ，段々色々な活動に参加できるようになりました。

Aさんはこそぐり遊びが大好きで，ときにはお母さんの手を取って自分の腰に当て，その遊びを要求するようになりました。また，手をつないで遊ぶうちに，Aさんは手つなぎを嫌がらなくなりました。昔はAさんを引き留めようとしてばかりいた手つなぎが，今ではAさんがお母さんと一緒に行動し楽しむための手つなぎになってきたのだとお母さんは考えていました。家ではお父さんもお母さんから教わってAさんと遊びました。お母さんは，Aさんが昔よりもはるかに自分やお父さんになついてくれている感じがして嬉しく思いました。

ある日，Aさんはお母さんの手を取って「こちょこちょ」と言いました。これがAさんの初めて話した言葉でした。そして，お母さんが「座ります」と言いながら椅子を手でポンポンと叩くと座ってくれるなど，こちらの指示に応じてくれるようになりました。他にも絵や写真を使って，外出先を教えたり朝起きてからの手順を伝えたりすることもできるようになりました。

療育センターに通うようになって1年ほど経つと，Aさんは自ら単語をいくつか話せるようになっていました。そして，手をつないで散歩をすることもできるようになりました。

Aさんが3歳児の年代になったとき，お母さんとお父さんは療育センターのお医者さんやスタッフと相談して，Aさんを療育センター内の療育園に通わせることにしました。Aさんに集団活動や排泄などの身辺自立をもう少しじっくり学ばせてから，将来は障害児保育をする保育園に入園することを考えています。その際には，発達援助のための補助の先生をAさんのクラスに配置してもらう手続きもとるつもりです。

今のお母さんは，Aさんがゆっくりかもしれないけれど着実に成長している実感がありました。そして，色々なことを焦っていた昔に比べて今の子育てのペースのほうが，自分もAさんも元気でいられるような気がしていました。お母さんは，AさんにはAさんの発達のペースがあり，それに合わせてゆっくり丁寧に育てていくことが一番大切だと思うようになりました。だから小学校についても，特別支援学級や特別支援学校に通うことを前

向きに考えていくつもりです。
　Aさんのお母さんには，いつも心の中で唱える言葉がありました。ときどき周りの親子を見て焦ったり落ち込みそうになったりするたびに，自分に言い聞かせている言葉です。
　「子育ては親と子どもの二人三脚。焦らず，あきらめず，明るく，一歩一歩進んでいこう」
　ある日，お母さんはAさんと一緒に買い物に行くことにしました。昔は手を振りほどいて一人でどこかへ走っていってしまうAさんでしたが，今なら一緒に行けそうな気がしました。お母さんは，今日買う予定の品物の絵が描いてあるカードをAさんに見せながら「今日はこれらを買います」と教えました。「キュウリ」と言って絵カードを見せるとAさんも「キュウリ」と言いながら絵を見ました。
　買い物の準備を整えると，お母さんはAさんと手をつないでドアを開けました。明るい陽射しが玄関に差し込みました。

> **Bさんの場合**

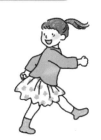

　Bさんは療育センターの作業療法士さんと，箸やペンの操作を練習することになりました。また，Bさんは姿勢も不安定になりやすいことがわかりました。普段は活発で運動が好きなBさんなので，お母さんはBさんが姿勢を保つことが苦手であるなどと思いもしませんでした。療育センターでは姿勢保持やバランスをとることができるように遊具を使った運動をしました。段々，道具操作や着席姿勢がよくなり，Bさん自身も自分に自信が持てたようでした。
　そして，お母さんは療育センターで開催されるペアレント・トレーニングに参加することにしました。家にいるときのBさんやお母さん自身の様子を振り返り，実際にどのようにBさんに関わるとよいのかを学びました。また，自分自身をリラックスさせることの大切さについての理解も深まりました。
　また，お母さんはBさんが入学することになる小学校の先生と事前に相談することにしました。BさんがADHDの特性を持っているということ，現在保育園では離席はないけれどときどき気が散ることがあるので先生から声かけをしてもらっていることを話しました。対応してくれた学校の先生はお母さんの話を丁寧に聞いてくれました。そして，後日お母さんとともに学校に来たBさんとも少し話をして，「一緒に学校生活を楽しみましょうね。待っているからね」と言ってくれました。Bさんは笑って力強くうなずきました。
　それからBさんとお母さんは，子どもの発達障害の診療ができるクリニックを受診しました。療育センターからの紹介状に目を通して，クリニックのお医者さんは「Bさんが元気に生活していけるよう私も応援しますね」と言ってくれました。

実際に小学校生活が始まりしばらく経つと，Bさんの忘れ物が目立つようになりました。また，ときどき授業中に上の空になって先生の話を聞き逃してしまうこともありました。Bさんも家に帰ると暗い表情で「またやっちゃった」とその日の失敗を報告するようになりました。お母さんはBさんとともにクリニックのお医者さんに相談して，薬をもらうことにしました。

　その後，学校の先生からBさんが集中して先生の話を聞く姿が以前よりも増えたとお母さんに報告がありました。忘れ物も減ってきて，Bさんの表情も明るくなってきました。

　家ではときどきよそ見をして机の角にぶつかったり慌てていると持ち物をうっかり忘れてしまったりするなど，Bさんにはまだ少しそそっかしいところがあります。けれどお母さんは，些細な失敗について細かく注意することはやめました。すべての失敗を消そうとするのではなく，失敗しても元気に頑張っていけるようになることも大切だと，お母さんは考えるようになりました。だから最近ではBさんに注意することは減り，むしろBさんを励ます声掛けが増えていました。

　今のお母さんにとって，毎朝Bさんが元気な声で「行ってきます！」と玄関を飛び出すように登校することが，何よりも嬉しいことでした。

Cさんの場合

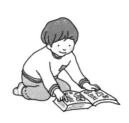

　幼稚園の先生はCさんのお母さんの話を真剣に聞いてくれました。そして，「Cさんが幼稚園で元気に過ごせるように，私たちも頑張っていきますね」と言いました。お母さんは少しほっとした気持ちになりました。

　それから，Cさんは近くにある児童発達支援事業所に通うことになりました。そこでは先生がCさんと一対一で対応してくれることになりました。最初はCさんが好きな昆虫の絵を描いたり昆虫の模型を工作したりすることを行いました。Cさんはできあがった模型をお母さんに誇らしげに見せて楽しそうでした。事業所では他にも様々な活動を体験することができました。最近のCさんは日本地図に興味を持ち，都道府県の名前などを憶えるようになりました。それから鉄道も好きになり，様々な路線や駅などを学ぶようになりました。

　しばらくしてから，Cさんとお母さんは療育センターに再受診しました。今度は幼稚園の先生も同席しました。そのときの話し合いで，Cさんは苦手な音の強さを減らすためにイヤーマフというヘッドホンのような形をした耳当てを試すことになりました。お母さんが掃除機をかけたりドライヤーを使ったりしても，イヤーマフをはめるとCさんは平気な様子でした。幼稚園でもイヤーマフを試したところ，合唱にも参加できるようになりました。

学年が上がって年中組になるとき，お母さんは新しい環境の変化にCさんが調子を崩さないか心配でした。しかし，幼稚園の先生たちで引き継ぎができていたようで，新しい担任の先生もCさんに丁寧に対応してくれました。お母さんがCさんを迎えにいくと去年の担任の先生も声をかけてきてくれて，その日のCさんの元気な様子を教えてくれました。
　Cさんの離席する回数もかなり減り，わからないことがあると先生に相談できるようになってきました。それに博識なCさんはみんなから尊敬されることもあるようで，友だちとのトラブルも減って仲良く遊べる様子も増えてきました。
　お母さんは，幼稚園の先生がお母さんと一緒にCさんのことを大切に考え，勇気を出して療育センターに受診することを勧めてくれてよかったと思いました。以前はわが子を信じようという気持ちで，なんとなく感じていた違和感や不安を打ち消していたけれど，今は素直にCさんのことを受けとめられ，お互いのやりとりがかみ合っている感じがしています。
　お母さんは，Cさんの発達特性は長所にも短所にもなりうる個性のひとつだと考えています。それによって困ることがないよう工夫していけば，Cさんはもともと持っている長所を発揮して立派な大人になっていくのだろうと思っています。そしてそのためには，先生や友だちなど周囲の人たちの理解も大切であるということを今はよくわかっています。
　お母さんは，個性的なCさんが，これからどのように成長していくのかが心からの楽しみでもあるのでした。

Dさんの場合

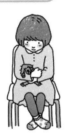

　幼稚園の先生たちは，お母さんから聞いた療育センターでの話を参考にしてDさんと接してくれました。お誕生日発表会は，家でDさんが話してくれた内容を先生が代読してくれることになりました。その後しばらく，Dさんは言葉を発することはないものの幼稚園生活そのものは問題なく淡々と過ごしていました。先生はDさんが緊張しないように配慮しながらも，基本的にはDさんも他の子も分け隔てなく明るく話しかけ接していました。園庭でてんとう虫を見つけたときは，Dさんも呼んでみんなで一緒に眺めて「かわいいね」などと言い合いました。Dさんは何も言いませんでしたが，先生や友だちの笑顔を見て少し微笑みました。
　そんなある日，先生はDさんが他の園児たちと一緒に砂場で遊んでいる姿を見かけました。子どもの中の一人がDさんの隣に転がっていた玩具のジョウロに手を伸ばして「これ貸して」と言ったのに対して，Dさんが小声で「いいよ」と言ったのを先生は聞きました。思わず聞き逃しそうな小さな声でしたが，確かに先生はDさんの声を聞いたのです。でも，

先生は「Dさんがしゃべった！」などと大騒ぎはせずそっと見守ることにしました。Dさんがびっくりして，また不安反応が出てしまうかもしれないからです。連絡帳でDさんのお母さんに報告すると，最近Dさんがお友だちや先生と話をしたいと言うようになったというお母さんからの返事がありました。

　その日を境に，Dさんは少しずつ幼稚園で話すようになりました。小声で短い言葉ではあるけれど，確実にDさんが話す場面が少しずつ増えていくようになりました。

　年長になり，Dさんは先生や友だちと簡単な会話ができるようになりました。そして再びお誕生日発表会がやってきました。お母さんがどうしたいのかDさんに尋ねると，Dさんは自分で話したいと答えました。そこで先生と相談して，当日質問される内容とDさんの答える内容をあらかじめ決め，お母さんが見守る中，先生とDさんは二人で発表の練習をしました。そして練習どおり本番も，先生と一緒にDさんは自分の発表ができました。他の子たちは拍手をしてくれました。Dさんは照れながらも嬉しそうでした。先生も本当に嬉しくて少し目が潤んでしまいました。Dさんの笑顔がとても輝いて見えました。

第VII章
社会の変化と子どもの発達

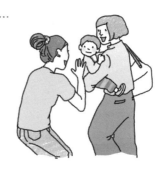

　筆者が勤務する療育センター（当センター）は，愛知県名古屋市西部地域を管轄しています。名古屋市は昔から発達障害の専門医が比較的多くいる地域で，乳幼児健診でも発達障害の早期発見・早期支援が推進されてきた歴史があります。発達障害児支援に関する状況は地域によって異なると思いますが，これまで筆者が述べてきたことの背景を知っていただくために，この章では当センターの最近の受診状況の動向などを解説します。また，最後に，社会と子どもの発達との関係について触れておきたいと思います。

(1) 当センターでの受診状況の動向

　当センターが管轄している地域における乳幼児人口は，現在約2万人で年々減少傾向にあります。しかし，当センターの新規発達相談（初診）件数は，年によって多少の変動はあるものの基本的に増加傾向を認め，2022年度からは年間600人を超えるようになりました（図VII-1）。このように発達相談件数が増加の一途をたどっているのは当センターだけではなく，全国的にどこの施設でも同じであるように思います。

　ちなみに，受診した子どもの年齢（年代）は，3歳児が最も多く約30％，次いで2歳児が約25％と，この2つの年代で過半数を超えています。また，当センター受診の紹介元としては，当センターの主な対象が未就学児であることからも保健所・保健センターが最も多く，近年では幼稚園・保育園が増加傾向にあります（図VII-1）。実際に当センターに受診する幼児が就園している割合は高く，近年では1歳児では約40％，2歳児では約60％になりま

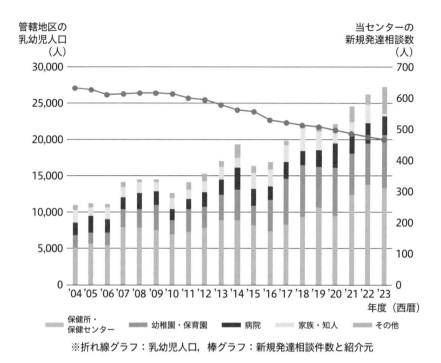

図Ⅶ-1　当センター管轄区の乳幼児人口と新規発達相談件数の推移

す。現代では，早期から家庭以外の場所で集団生活をする子どもが増えてきているのではないかと思います。

　しかし心配なのは，幼稚園・保育園で子どもたちを見守り指導する立場の人が少ないことです。現在わが国では，保育士1人が見る子どもの数は，乳児はおおむね3人，1，2歳児では5人，3歳児では20人，4，5歳児では25人という配置基準があります。幼稚園・保育園では家庭背景の異なる幼児たちを同時に見守り指導しているのですから，それにかける労力は非常に大きいと思われます。保育士が子どもとの交流を大切にして，一人ひとりの子どもに寄り添ったきめ細やかな対応をしていくためには，現在の配置基準ではまだ十分ではなく，喫緊の課題だと思います。

　当センターにはどのような相談（主訴）で受診する子が多いのかというと（図Ⅶ-2），毎年最多なのは言葉の遅れを代表とする「言語発達の問題」で，

社会の変化と子どもの発達 ● 第Ⅶ章

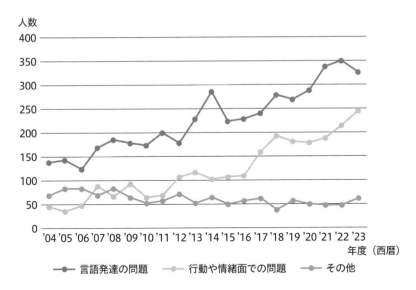

図Ⅶ-2　当センター新規発達相談の主訴の推移

　20年前からずっと増加し続けていることがわかります。そして近年急増してきたのは「行動や情緒面での問題」です。具体的には「落ち着きがない」「活動や気持ちの切り替えに時間がかかる」「癇癪が強い・すぐ怒る」「こだわりが強い」「不安緊張が強い・すぐ泣く」といったものがこれに含まれます。言語発達の問題は乳幼児健診など保健所・保健センターからの紹介に多く、行動や情緒面での問題は幼稚園・保育園からの紹介に多いです。

　さて，当センターに受診した子どもの人数を，管轄地域にいる同じ年に生まれた子どもの人口数で割ってその割合を調べてみました。すると，その割合は段々増えてきており，近年では約15％でした。さらに細かく言うと，男児では約20％，女児では約9％でした。転居等に伴う人の出入りなどを補正していないので厳密な数値ではありませんが，今や男児にいたっては，5人に1人が発達に関することで療育センターに受診しているということになります。

　この結果は驚くべき数値だと思いますが，令和4（2022）年に文部科学省が，全国の公立小・中学校および高等学校の通常学級に在籍する児童・生

179

徒における発達障害の可能性が考えられる子どもの割合を調査し，その結果は8.8％でした。特別支援学級や特別支援学校に通う子の数を含めれば，学齢期の子どもの約10％（10人に1人くらい）が何らかの発達障害の診断やその可能性を指摘されるということになります。幼児期に発達が気になって療育センター等に受診する子の数はさらに多いことが予想されるので，先述の当センターに受診する子どもの割合も決して滑稽無糖な数値ではないと思います。

　しかし，このように発達障害の可能性を指摘されたり気にされたりする子どもが年々増加している状況は，私たちが現代社会のあり方そのものを見直さないといけないというメッセージを発しているのかもしれません。なぜなら，発達についての相談件数は社会のあり方によって増減する要素を持っているからです。

(2) "スペクトラム"という概念

　第Ⅰ章で障害とは何かについて述べましたが，現代の障害についての考え方を理解するうえで大切なもののひとつに，**"特性のスペクトラム"**という概念があります。スペクトラムとは**連続体**という意味です。

　発達特性のスペクトラムについては，図Ⅶ-3のように水の入ったコップの中央に色のついたインクを垂らした状態として説明されます。インクの色は中央部分が一番濃く，同心円状に周辺に向かってじわじわと色が薄くなっていく模様を描くでしょう。人の発達特性もこのように，**非常に濃い（その特性が強い）人から薄い（その特性が弱い）人まで連続的に（スペクトラムに）存在する**と考えられます。

　特性が濃い（強い）ということは，その特性に対する個別の支援（工夫や配慮および補助）の必要性が高い可能性を意味します。そして，発達障害の場合，診断に関わる特性が濃い（強い）場合には診断がつくことになり，逆に薄い（弱い）場合には診断がつかないということになります。また，特性の程度が濃い（強い）領域（診断域）と薄い（弱い）領域（定型発達域）との間には，どちらとも言えない，いわゆる"グレーゾーン（境界域）"にあ

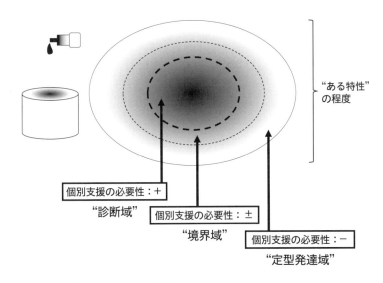

図Ⅶ-3　発達特性のスペクトラムと診断

たる人もいるということになります。

　さて，診断域，境界域，定型発達域それぞれの間には明確な境界線はなく連続的なものであるのですが，診断のためには便宜上基準を決めて区別する必要があります。しかし，特性の程度や個別の支援の必要性の基準は，その人が生活している社会（集団）の状況によって揺らぎが生じる性質を持っています。同じ行動であっても，国や文化が違えば許容されることもあるし問題視されることもあります。あるいは，時代によって常識や一般的と思われることが変わることもあるでしょう。つまり，**社会（集団）の状況によって人の言動に対する基準のラインは位置を変え，それによってその基準の内側に入る人と外側に出る人が増減する可能性がある**ということなのです。

　さらに，個人に対する社会（集団）の要求水準が高くなっていけばいくほど，簡単にはクリアできない人が増えることになります。やらなければならないことが増え，求められることがより高度なものになり，より速くできることが求められるようになればなるほど，困る人や手助け（個別支援）が必要だと思われる人が増えることになるでしょう。

これらのことは，子どもの発達に関しても同様です。**子どもの発達に関する相談件数や発達障害の可能性を指摘される子が増加し続けている現代社会の状況は，社会あるいは私たち大人が子どもたちに何を求め，どのように育てていくのかを問いかけているのかもしれません。**

(3) 子どもは社会の鏡

　人の知能については，世代が進むごとに知能指数の平均値が上昇していることが知られています。いわゆる**フリン・エフェクト**と呼ばれるこの現象は，社会全体の衛生状態や保健・医療の向上，教育や情報の普及などが理由であろうと指摘されています。このように，人の発達は社会環境の変化によって上昇することがあるのですが，反対に下降するものもあるかもしれません。

　情報があふれテクノロジーが発展した社会の中で，現代の子どもたちの知識（知能）は昔の子に比べ格段に上がっていると言えるでしょう。しかしその一方で，体力や運動能力の低下，人との直接的なコミュニケーション力の低下などが心配される声も上がっているように思います。それらは快適で便利な情報化社会において，知能とは逆に育ちづらくなってしまったものなのかもしれません。ひょっとしたら，子どもの発達や能力の中には，それぞれの環境の格差によって二極化しているものもあるかもしれません。

　いずれにしても，**人は持って生まれた素因だけでなく，自分を取り巻く社会という環境の影響を受け，その環境に応じて変化する存在**なのだと言うことを忘れてはいけないように思います。人は環境によって育てられます。そのことからも，私たちは子どもたちの育つ環境についてこれからも皆で話し合い，よりよいものになるよう考えていかなければならないように思います。

　特に子どもは，そのような周囲の環境の変化による影響が集約される位置に存在しています。子どもは，家族に囲まれて生活をしており，その家族は学校や職場などがある地域でも生活をしています。そしてその地域は，さらに広い範囲（例えば県や国，文化や経済など）の影響を受け，さらにもっともっと広い範囲の状況（国際情勢，歴史や伝統など）の影響を受けています

（図Ⅶ-4）。このようなことから，**子どもは，家庭，地域，国内の状況はもちろん国際情勢の影響が集約される位置に存在し，その子を取り巻く社会全体の様子を映す鏡**とも言えます。

　だから，もし時代の流れとともに子どもたちに変化が生じているのであれば，それは社会が，あるいは社会を作る私たち大人が，時代の流れとともに変わってきたのかもしれないのです。私たちは今一度，子どもたちの生活はもちろん自分たちの生活も見直してみる必要があるのかもしれません。そして，**現在の社会の状況を反映し未来の社会を作っていく子どもたちが，活き活きと育ち元気に生活できる社会**を作っていかなければならないと思います。

　そして，そのような社会の究極の姿は，**発達障害があってもなくても，それぞれが自分らしく皆と調和して過ごすことができる社会**であり，それを目指すのが**療育**なのだと思います。

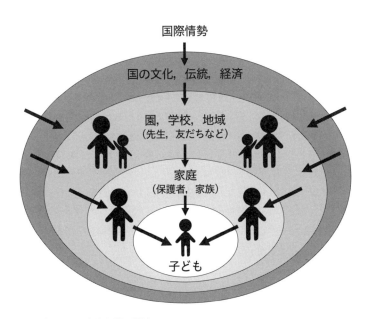

図Ⅶ-4　子どもとそれを取り巻く環境

名作から学ぶ
発達障害児支援のヒント

『アナと雪の女王』から学ぶ "自分らしく共生できる社会"

みなさんは，ディズニーアニメの名作『アナと雪の女王』を知っていますか。

> ある国に仲の良いプリンセスの姉妹がいました。姉のエルサは雪や氷を操り，物を凍らせる特殊能力を持っていました。しかし，いつものように楽しく遊んでいる最中に，エルサは自分の能力で誤って妹のアナに怪我を負わせてしまいます。そして，その日から両親である王や女王はエルサを部屋に隠し，周囲には秘密にしながらその能力を消すために様々な試みを行います。時が流れ王や女王が亡くなりエルサが後継者となったのですが，成長したエルサの能力は消えるどころかよりいっそう強力になっていたのでした。悲観して雪山に逃げたエルサをアナが追いかけ，昔のように一緒に仲良く暮らそうと呼びかけます。しかし，エルサは何年も孤独に生きてきて，自分は人とうまくやっていけないと頑なに思いこんでしまっていたのです。

　王や女王はとても優しい人でしたが，エルサを人から遠ざけその能力を隠したり消そうとしたりせず，むしろ，エルサと人の交流を大切にして，その能力をどのようにコントロールし活かしたらよいのかを，皆で相談して模索していくべきだったのではないかと筆者は思います。なぜならその能力はエルサの特性，つまりは"自分らしさ"であるのですから。

　有名な言葉に「みんなちがってみんないい」というものがあります。本来，人にはそれぞれの個性（多様性）があり，それゆえに社会は発展し様々な局面に対応できる柔軟さを持つことができると言われます。発達障害も人の多様性のひとつであり，それが短所になるのか長所になるのかは，それぞれの考え方と社会全体の関わり方によるのではないでしょうか。療育の目指す最終目標は，発達障害があってもなくてもそれぞれが自分たちの意思を尊重され，自分らしく皆と調和して生活できる社会を作ることであると思います。

　エルサが「Let it go（自分らしく生きよう）！」と力強く歌う歌は人生謳歌の名曲ですが，それは発達障害児支援の目標そのものでもあるのです。

社会の変化と子どもの発達 ● 第Ⅶ章

ケースレポート

あるスーパーにて

　小学生になったDさんは，お母さんと一緒に近所のスーパーに来ていました。

　もうすぐやってくるクリスマスのケーキをお母さんと一緒に作るために，その材料を買いにきたのです。Dさんは，仲良くなったクラスの子たちと，そのクリスマスケーキを囲んでパーティを開くことにしていました。

　Dさんは小学校でも先生や友だちと話ができました。事前に両親とともに小学校を訪問して校内を見学させてもらったり，住んでいるマンションの玄関先に集まる小学生の子たちの様子を見ていたりしたせいか，入学してからもすごく緊張することはありませんでした。そして，ちょうど隣の席の子が幼稚園時代から交流のあった子だったのも幸いでした。

　「ケーキにのせる果物は何がいい？」

　お母さんに尋ねられて，Dさんは青果物売り場を見渡しました。そこには色とりどりの様々な果物が置いてありました。

　ふと，Dさんはある男の子に目がとまりました。その子はまだ小さい子でしたが，片手でショッピングカートを握りもう片方の手に持ったカードをじっと眺めていました。隣にはその子のお母さんと思われる人がいて，「キュウリ，3本取ります」と言って指を3本立てました。その男の子は目の前の棚からキュウリを3本取って買い物かごに入れました。男の子のお母さんはにっこり笑って「はい，キュウリ3本入れました。次はニンジン取ります」と言って男の子の持っていたカードをめくりました。そこにはニンジンの絵が描いてありました。「ここを握ってね」と男の子のお母さんはショッピングカートのハンドルをポンポンと叩いて見せ，男の子はそこを握りながらお母さんと一緒にニンジンが盛られている場所に向かっていきます。

　その男の子が通り過ぎたところには，ヘッドホンのようなものを頭にかけた男の子がいました。（音楽を聴いているのかな？）とDさんは思いました。その男の子は野菜の産地が書かれている札を指差しながら，「これ□□県産だって」と言いました。そして「□□県は△△地方にあって，○○が名産なのだよ」と野菜を見つめたまましゃべり始めました。すると，そばで違う野菜を品定めしていた女性が「よく知っているね」と返事をしたので，Dさんはその二人が親子だと気づきました。「□□県にはどうやって行くか知っている？」という質問に，男の子はすぐさまどこかの路線や駅の名前を答えていました。（ずいぶん色々なことを知っている子だなあ）とDさんは感心しました。そのとき館内放送がかかり，その男の子は一瞬動きを止めて天井を見上げましたが，また何ごともなかったかのように話し始めました。

185

そのとき，急に誰かがDさんにドンとぶつかりました。Dさんが謝ろうとすると，相手の年上の女の子が「あっ，ごめんね」と先に謝りながら，Dさんの前にある棚からリンゴの入った袋を取り上げました。そして，「え〜っと，あと何だっけ？」と言いながらポケットからメモ帳を取り出しました。どうやら買うものを忘れないようにメモに書いていたようでした。すると向こうからその女の子のお母さんと思われる人がやってきて，「全部集められた？」とその女の子に尋ねました。女の子は「うん。完璧！」と言って親指を立てました。そして，「ねえ，このイチゴも美味しそうだね」と言ってイチゴを見つめました。「そうだね」と女の子のお母さんは答えましたが，「あっ，そうだ。ハムを買うのを忘れていた」と言いました。女の子は「お母さん，うっかり屋だねえ」と言って笑います。その子のお母さんも「いいの。お母さんだってうっかりすることもあるの」と言い返し，二人は笑いながら精肉売り場のほうに去っていきました。

　「やっぱり，ケーキにはイチゴがいいよね」

　お母さんに声をかけられ，Dさんはハッと我に返りました。

　「イチゴをたくさん買おうか」とお母さんに言われましたが，Dさんは少し考えてから首を振って「イチゴもいいけれど，他の果物も買おうよ」と言いました。

　「色々あったほうがいいと思う。イチゴにミカンにリンゴにキウイも……」

　「そんなに!?　でも確かにそれぞれみんなおいしいよね」とお母さんは笑いました。

　Dさんは色々な果物が盛りつけられたケーキを想像しました。とても華やかでおいしそうで楽しそうでした。Dさんは，パーティが一段と楽しみになってきました。

社会の変化と子どもの発達 ● 第Ⅶ章

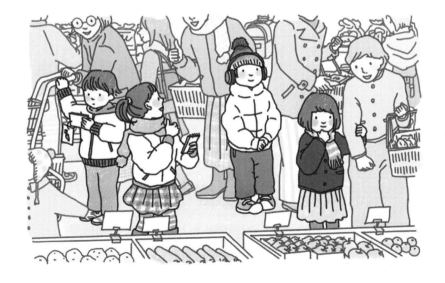

●主な参考文献

第Ⅰ章

- ・「「国際生活機能分類-国際障害分類改訂版-」(日本語版) の厚生労働省ホームページ掲載について」厚生労働省　社会・援護局障害保健福祉部企画課
  http://www.mhlw.go.jp/houdou/2002/08/h0805-1.html (2024年12月12日閲覧)
- ・「児童発達支援ガイドライン」こども家庭庁
  https://www.cfa.go.jp/policies/shougaijishien/shisaku/guideline_tebiki#h2_free1 (2024年12月12日閲覧)
- ・『写真でみる乳幼児健診の神経学的チェック法　改訂8版』前川喜平・小枝達也 (著) 南山堂　2012年
- ・「母子保健の主な動き (通知・事務連絡等) 2023年12月　母子保健医療対策総合支援事業 (令和5年度補正予算分) の実施について」こども家庭庁
  https://www.cfa.go.jp/policies/boshihoken/tsuuchi/2023/ (2024年12月12日閲覧)
- ・「療育現場から見た現代の子どもの育ちと発達」宮地泰士 (『小児の精神と神経』, 63[1], 17-24. 2023)

第Ⅱ章

- ・『発達障害児者支援とアセスメントのガイドライン』辻井正次 (監修), 明翫光宜 (編集代表), 松本かおり・染木史緒・伊藤大幸 (編集) 金子書房　2014年
- ・『日本語版ASQ-3 乳幼児発達検査スクリーニング質問紙』橋本圭司・青木瑛佳・目澤秀俊・中山祥嗣 (監修・訳) 医学書院　2021年
- ・『発達凸凹キッズがぐんと成長する園生活でのGood!なサポート──苦手を減らして小学校につなげる工夫』石川道子・三輪桃子 (著) 中央法規　2023年
- ・『子どもの障害をどう受容するか──家族支援と援助者の役割』(子育てと健康シリーズ17) 中田洋二郎 (著) 大月書店　2002年

第Ⅲ章

- ・『発達障害のサイエンス──支援者が知っておきたい医学・生物学的基礎知識』鷲見　聡 (編) 日本評論社　2022年
- ・『公認心理師現任者講習会テキスト [改訂版]』一般財団法人日本心理研修センター (監修) 金剛出版　2019年
- ・「療育手帳の判定基準の全国統一化に向けて──実態と課題」村山恭朗 (『小児の精神と神経』63[1], 65-71. 2023)
- ・『DSM-IV-TR　精神疾患の診断・統計マニュアル』American Psychiatric Association (編), 髙橋三郎・大野　裕・染矢俊幸 (監訳) 医学書院　2002年
- ・『DSM-5-TR　精神疾患の診断・統計マニュアル』American Psychiatric Association (編), 日本精神神経学会 (日本語版用語監修), 髙橋三郎・大野　裕 (監訳) 医学書院　2023年
- ・『最新図解 自閉症スペクトラムの子どもたちをサポートする本』榊原洋一 (著) ナツメ社　2017年

- 『ことばの発達の謎を解く』（ちくまプリマー新書）今井むつみ（著）筑摩書房 2013年
- 『新・子どもたちの言語獲得』小林春美・佐々木正人（編）大修館書店 2008年
- 『注意欠如・多動症-ADHD-の診断・治療ガイドライン 第5版』ADHDの診断・治療指針に関する研究会 齊藤万比古・飯田順三（編）じほう 2022年
- 『特異的発達障害診断・治療のための実践ガイドライン ── わかりやすい診断手順と支援の実際』特異的発達障害の臨床診断と治療指針作成に関する研究チーム（編），稲垣真澄（編集代表）診断と治療社 2010年
- 『通常学級で役立つ 算数障害の理解と指導法 ── みんなをつまずかせない！ すぐに使える！ アイデア48』熊谷恵子・山本ゆう（著）Gakken 2018年
- 『イラストでわかるDCDの子どものサポートガイド ── 不器用さのある子の「できた！」が増える134のヒントと45の知識』中井昭夫・若林秀昭・春田大志（著）合同出版 2022年
- 『不器用・運動が苦手な子の理解と支援のガイドブック ── DCD（発達性協調運動症）入門』岩永竜一郎・辻井正次（編著）金子書房 2024年

第Ⅳ章
- 『小児神経専門医テキスト』日本小児神経学会（編）診断と治療社 2017年
- 『小児チック症診療ガイドライン』日本小児神経学会（監修），チック症診療ガイドライン策定ワーキンググループ（編）診断と治療社 2024年
- 『場面緘黙支援入門 ── 幼稚園や学校で話せない子どものための』園山繁樹（著）学苑社 2022年
- 『児童虐待イニシャルマネジメント ── われわれはいかに関わるべきか』市川光太郎（著）南江堂 2006年
- 『新版 いやされない傷 ── 児童虐待と傷ついていく脳』友田明美（著）診断と治療社 2012年

第Ⅴ章
- 『ことばの遅れが気になるなら ── 接し方で子どもは変わる』古荘純一（監修）講談社 2021年
- 『ことばの遅れのすべてがわかる本』中川信子（監修）講談社 2006年
- 『子どもの睡眠ガイドブック ── 眠りの発達と睡眠障害の理解』駒田陽子・井上雄一（編）朝倉書店 2019年
- 「通常の学級に在籍する特別な教育的支援を必要とする児童生徒に関する調査結果（令和4年）について」文部科学省
https://www.mext.go.jp/b_menu/houdou/2022/1421569_00005.htm（2024年12月12日閲覧）

第Ⅵ章
- 『「地域で育ち，地域で暮らす」を支える発達支援』社会福祉法人 青い鳥川崎西部地域療育センター（編著）岩崎学術出版社 2023年
- 『子育てに活かすABAハンドブック ── 応用行動分析学の基礎からサポート・ネットワークづくりまで』井上雅彦（監修），三田池真実・岡村幸司（著）日本文化科学社 2009年
- 「障害児支援施策」（障害児支援関連資料）こども家庭庁
https://www.cfa.go.jp/policies/shougaijishien/shisaku（2025年1月4日閲覧）

第Ⅶ章

- 『発達障害のサイエンス —— 支援者が知っておきたい医学・生物学的基礎知識』鷲見 聡（編）日本評論社 2022年
- 『よくわかるコミュニテイ心理学［第 3 版］』植村勝彦・高畠克子・箕口雅博・原 裕視・久田 満（編）ミネルヴァ書房 2017年
- 「通常の学級に在籍する特別な教育的支援を必要とする児童生徒に関する調査結果（令和 4 年）について」文部科学省
  https://www.mext.go.jp/b_menu/houdou/2022/1421569_00005.htm （2024年12月12日閲覧）

おわりに

　最後まで本書を読んでいただき，本当にありがとうございます。

　本書は，柏木充先生の『発達が気になる子どもが小児科の専門外来を受診するとき』（金子書房）の弟分として誕生しました。

　幼児期の子どもは学齢児や成人とは異なる特性を持つため，その時期ならではの診断の難しさや支援の難しさがあります。本書がそのような幼児の発達診療や発達支援の一助になれば嬉しく思います。実際の発達障害の診察や診断については，医学的検査や神経学的診察あるいはそれぞれの発達障害の評価尺度の活用など，もっとお伝えするべきことがたくさんあるのですが，今回は幼児期の診察において特に重要な，子どもの行動観察に重点を置いてまとめました。

　また，現代の発達障害支援や療育の理念の理解を深め，療育センターの雰囲気を感じ取っていただければ幸いです。色々な思いを込めて本書を作成しましたが，不備な点があることはお許しください。また，本書で述べたことは色々ある見解の中のひとつとしてご理解ください。

　本書に登場した架空の事例についても，実際にはこのように順調な経過とは限らず，紆余曲折な経過の子も少なくありません。しかし，25年以上子どもの発達診療を経験してきた筆者の感想としては，保護者をはじめ先生たちにも大切に見守られ，人とのよき交流をたくさん経験してきた子は，必ず元気に立派に成長していくように思います。

　私の尊敬するある先生が，発達障害のある子の成長目標について「人にありがとうと言い，人にありがとうと言われる人になること」と述べられました。人はお互いに助け合い支え合う存在であり，この先生が述べられた目標は，発達障害のある子に限らずすべての子どもにとっても大切な成長目標であるように思います。そしてそのために必要なことは，まず私たち大人が協力し合い，子どもの成長を温かく見守り支えていくことだと思います。そして，お互いに「ありがとう」と自然に言い合える社会を作っていくことでは

ないでしょうか。

　そして，本書の副題にあるように，子育てや発達支援においては子どもの見方（あるいは診方）や関わり方が大変重要なポイントです。本書を通して，子どもの育ちと発達の"味方"となる人がさらに増え，皆で子どもたちを温かく見守る社会が続いていくことを心から願っています。

　最後に，このような執筆の機会を与えてくださった辻井正次先生と金子書房の皆様に感謝いたします。特に編集部の加藤浩平様，二階堂はんな様，天満綾様には，本書の刊行に際しご指導ご援助いただきました。本当にありがとうございました。

　　2025年2月

　　　　　　　　　　　　　　　　　　　　　　　　　　　　宮地泰士

●著者紹介

宮地 泰士（みやち たいし）

名古屋市西部地域療育センター所長。医学博士，公認心理師，子どものこころ専門医・指導医，小児科専門医，小児神経専門医，日本小児精神神経学会認定医・理事，日本DCD学会理事，愛知児童青年精神医学会理事。

1995年，名古屋市立大学病院小児科入局。名古屋市立大学病院小児科発達心理外来担当医，浜松医科大学子どものこころの発達研究センター特任助教を経て，2015年より現職。名古屋市療育には2003年から関わり，自閉スペクトラム症や発達性協調運動症をはじめとする神経発達症（発達障害）の早期徴候研究や臨床研究などに携わっている。

日本小児精神神経学会編集委員・薬事委員，日本小児神経学会社会活動委員，日本小児心身医学会東海北陸地方会世話人。

主な著書に，『発達障害児者支援とアセスメントのガイドライン』（金子書房，2014年），『小児神経専門医テキスト』（診断と治療社，2017年），『発達障害白書 2023年版』（明石書店，2022年），『発達障害のサイエンス──支援者が知っておきたい医学・生物学的基礎知識』（日本評論社，2022年）（すべて分担執筆）などがある。

装幀・本文デザイン … 吉村朋子
装画・本文イラスト … ミヤジュンコ

発達が気になる幼児が療育センターを受診するとき
子どもの育ちと発達のみかた・かかわりかた

2025 年 3 月 31 日　初版第 1 刷発行　　　　　　　　　　〔検印省略〕

著　者　　宮地泰士
発行者　　金子紀子
発行所　　株式会社 金子書房
　　　　　〒112-0012　東京都文京区大塚3−3−7
　　　　　TEL 03（3941）0111（代）／ FAX 03（3941）0163
　　　　　https://www.kanekoshobo.co.jp
　　　　　振替00180-9-103376

印刷　藤原印刷株式会社　製本　有限会社井上製本所

©Taishi Miyachi, 2025　Printed in Japan
ISBN 978-4-7608-3294-1 C3011